Rainer Sachse, Thomas A. Langens,
Meike Sachse

Klienten motivieren

Psychiatrie Verlag

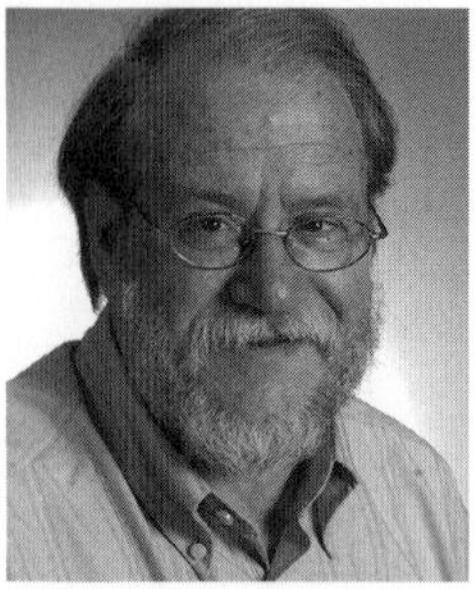

Prof. Dr. Rainer Sachse
ist Leiter des Instituts für Psychologische Psychotherapie (IPP) in Bochum.

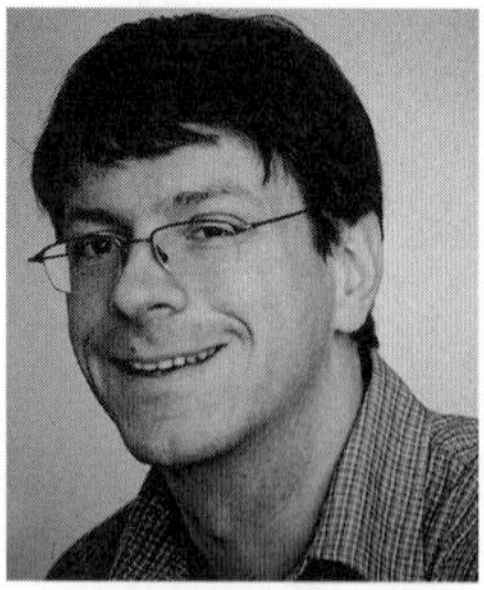

PD Dr. phil. Thomas A. Langens
ist Privatdozent an der Bergischen Universität Wuppertal.

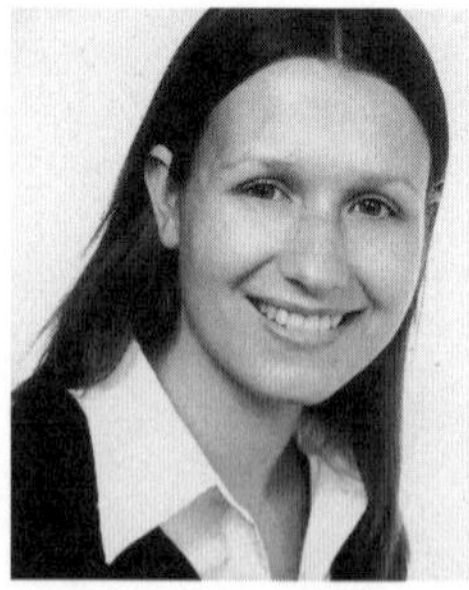

Dipl.-Psych. Meike Sachse
ist die Tochter von Rainer Sachse und Dozentin am IPP in Bochum.

Rainer Sachse, Thomas A. Langens, Meike Sachse

Klienten motivieren

Therapeutische Strategien zur Stärkung der Veränderungsbereitschaft

Psychiatrie Verlag

Rainer Sachse, Thomas A. Langens, Meike Sachse: Klienten motivieren.
Therapeutische Strategien zur Stärkung der Veränderungsbereitschaft
2. Auflage 2018
ISBN-Print 978-3-88414-951-5
ISBN-PDF 978-3-88414-959-1

Bibliografische Information der Deutschen Nationalbibliothek
Die Deutsche Nationalbibliothek verzeichnet diese Publikation
in der Deutschen Nationalbibliografie; detaillierte bibliografische
Daten sind im Internet über http://dnb.d-nb.de abrufbar.
Weitere Informationen zu psychischen Störungen
im Internet unter: www.psychiatrie-verlag.de

Umschlaggestaltung: GRAFIKSCHMITZ, Köln, unter Verwendung
eines Bildes von Helgi / photocase.com
Typografie und Satz: Iga Bielejec, Nierstein
Druck und Bindung: Plump MedienHaus, Rheinbreitbach

Einleitung

Jeder Veränderungsprozess ist schwierig und damit für eine Klientin oder einen Klienten ambivalent: Wer in Therapie kommt, hat eine Tendenz, sich und sein Problem zu verändern, in einer Psychotherapie mitzuarbeiten, Strategien umzusetzen und Interventionen zu folgen. Es gibt aber auch eine Tendenz, »alles beim Alten zu lassen«, sich nicht auf Risiken einzulassen und damit Strategien in der Therapie nicht umzusetzen und Interventionen nicht zu folgen.

Therapien verlaufen in aller Regel konstruktiv und sind meist erfolgreich, wenn die Änderungstendenz deutlich größer ist als die Stabilisierungstendenz. Sie verlaufen jedoch eher schleppend, wenn die Änderungstendenz nur wenig größer ist als die Stabilisierungstendenz, und sie stagnieren, wenn die Stabilisierungstendenz größer ist als die Änderungstendenz. Daher ist es für Therapeuten sehr wesentlich, die Stärke der beiden Tendenzen abzuschätzen, und es ist sehr wichtig, die Änderungstendenz zu steigern.

Das ist der Anlass zu diesem Buch: Wir möchten Therapeuten zeigen, wie sie bei einem Klienten Änderungs- und Stabilisierungstendenzen abschätzen und Änderungstendenzen systematisch stärken können.

Um Therapeutinnen und Therapeuten, Beraterinnen und Berater in die Lage zu versetzen, dies zu tun, wollen wir ein konzeptuelles Gerüst über Motivation im Allgemeinen sowie Motivationsprozesse im Therapieprozess und generell in Prozessen psychosozialer Veränderung vermitteln, mit dessen Hilfe man Probleme der Änderungsmotivation analysieren kann. Und wir wollen therapeutische Strategien vermitteln, mit deren Hilfe sich Motivationsblockaden abbauen lassen und die Änderungsmotivation der Klienten gestärkt werden kann.

TEIL 1
MOTIVATIONSPROBLEME IN DER THERAPIE

In diesem Teil des Buches

- geben wir eine Einführung in das Motivationskonzept und relevante Begriffe wie Ziele, Alienation, Änderungsmotivation;
- erörtern wir die Bedeutung von Motivation im Psychotherapieprozess;
- gehen wir auf die Bedeutung kurz- und langfristiger Ziele im Therapieprozess ein und erläutern den Unterschied zwischen Mikro- und Makro-Motivation;
- stellen wir das Rubikon-Modell dar als ein Rahmenkonzept, aus dem man verschiedene Arten von Motivationsproblemen ableiten kann;
- führen wir die Unterscheidung zwischen Motivationsblockaden und Motivationsmangel ein;
- stellen wir verschiedene Arten von Motivationsblockaden und
- verschiedene Gründe für Motivationsmangel dar;
- stellen wir die Grundlagen für eine Problemanalyse bei Klienten dar;
- geben wir einen Überblick über therapeutische Strategien zum Abbau von Motivationsblockaden und
- einen Überblick über Strategien zur Steigerung von Motivation.

Was ist Motivation?

In diesem Kapitel wollen wir das Konzept der Motivation erläutern, wesentlich damit verbundene Begriffe klären und auf die Bedeutung von Motivation im Prozess der Psychotherapie eingehen.

Der Begriff der Motivation

Die Frage nach der Motivation eines Menschen ist die Frage nach den »Beweggründen« des Handelns: Was veranlasst eine Person dazu, etwas zu tun, Ziele zu verfolgen, Anstrengungen dafür aufzuwenden, »bei der Sache zu bleiben«, Hindernisse zu überwinden? Als »Beweggründe« werden vor allem zwei Konstrukte betrachtet (vgl. Atkinson 1964; Atkinson & Birch 1970, Beckmann & Heckhausen 2006; Feather 1982; Heckhausen 1963, 1980; Kuhl 1983; McClelland u. a. 1953):

Der subjektive Wert eines Ziels Wie wichtig ist der Person ein Ziel, welche positiven Affekte und Konsequenzen verbindet sie damit? Oder, anders gefragt: »Was hat sie davon, wenn sie ein Ziel erreicht?«

Die Erwartung Hat die Person die Erwartung, das Ziel auch erreichen zu können? Glaubt sie, dass die Bedingungen für eine Zielerreichung günstig sind? Geht sie davon aus, dass sie über die erforderlichen Fähigkeiten verfügt?

Stärke der Handlungstendenz = Erwartung × Wert

Motivationstheoretisch ist die Stärke der Handlungstendenz das Produkt aus Erwartung mal Wert: Je höher der Wert eines Ziels für eine Person ist und je höher die Erwartung einer Person, dieses Ziel erreichen zu können, desto stärker ist die Handlungstendenz, d. h.,

- desto wahrscheinlicher führt die Person Handlungen aus, die geeignet sind, das Ziel zu erreichen;
- desto mehr Anstrengung investiert sie in die Zielerreichung;
- desto mehr »bleibt sie bei der Sache«;
- desto stärker kämpft sie gegen Widerstände und Hindernisse an
- und: umso motivierter ist sie.

Motivation wird demnach mit der Stärke dieser Handlungstendenz gleichgesetzt: Je höher die Handlungstendenz, desto stärker die Motivation.

Schwierige Ziele brauchen ein großes Maß an Motivation

Motivation macht einen Unterschied, wenn es »schwierige« Ziele zu erreichen gilt. Ziele, die sich im Hier und Jetzt mit ein paar geübten Handgriffen verwirklichen lassen – den Fernsehsender wechseln, eine Tüte Chips öffnen usw. –, benötigen für ihre Verwirklichung kein großes Maß an Motivation. Ein Ziel dagegen, das nur auf einem langen, über eine Vielzahl von Hindernissen führenden Weg erreicht werden kann, den man in Teilen noch gar nicht kennt und von dem man doch ahnt, dass er über einen steilen Pass führt, an dessen Wegrand eine Unzahl von Gefahren zum Umkehren einladen oder Versuchungen auf Abwege locken – ein solches Ziel wird in der Regel nur dann erreichbar sein, wenn man zum einen genug Motivation aufbringen kann, um sich überhaupt auf den Weg zu machen, und seine Motivation dann auch angesichts von Problemen, Hindernissen und Hemmnissen auf einem ausreichend hohen Niveau halten kann.

Therapieziele sind in diesem Sinne fast immer schwierige Ziele. Um sie zu erreichen, müssen Klienten gegen alte, über viele Jahre verfestigte und damit weitgehend automatisierte Gewohnheiten und Strategien angehen. Klienten, die Ängste überwinden wollen, müssen sich gerade den Situationen aussetzen, die sie am meisten fürchten. Menschen mit Depressionen müssen sich entschließen, Kraft und Ausdauer in – aus ihrer momentanen Sichtweise – zunächst einmal völlig aussichts- und sinnlose Aktivitäten zu stecken. Wenn das Therapieziel darin besteht, früh in der Biografie entstandene dysfunktionale Schemata außer Kraft zu setzen, dann müssen die Klienten sich nahezu ständig gegen die vielen automatischen Gedanken und Gefühle stemmen, die durch diese Schemata hervorgerufen werden. So attraktiv das Therapieziel auch scheinen mag, der Weg zu diesem Ziel hin ist meist alles andere als ein Sonntagsausflug. Um ihn wirklich durchzuhalten, brauchen Klienten in aller Regel ein großes Maß an Motivation.

Formen der Motivation

Aufsuchen- versus Meidenmotivation

Motivation lässt sich als eine innere Gerichtetheit auf einen Zielzustand beschreiben, als eine Kraft, die eine Person zu einem erhofften Zustand hinzieht (Aufsuchenmotivation) oder von einem befürchteten Zustand wegdrängt (Meidenmotivation; vgl. Heckhausen & Heckhausen 2018; Puca & Langens 2008; Schmalt & Langens 2009). Wenn eine Person hoch motiviert ist, ein Ziel zu erreichen, dann kann sie sich schwerlich beherrschen, ruhig zu sitzen und abzuwarten. Das Denken wird beherrscht von der Vorstellung, das Ziel verwirklicht zu haben, oder von Planungen, wie dies am schnellsten gelingen mag. Gelegenheiten, mit der Zielverfolgung voranzukommen, werden ihr unwillkürlich ins Auge springen und automatisch einen Handlungsimpuls auslösen. Ergeben sich Möglichkeiten zur Verfolgung des Ziels, dann kann die Zeit wie im Flug vergehen; selbst Tätigkeiten, die höchste Konzentration oder schwere körperliche Aktivität erfordern, können über lange Zeit mit einem geringen subjektiven Anstrengungserleben ausgeübt werden (vgl. Klinger 1996; Sokolowski 1993; Schmalt & Langens 2009).

In dieser »reinen Form« finden sich motivationale Zustände selten. Und auch Klienten sind in aller Regel nicht in der gerade beschriebenen Form motiviert, ihre Therapieziele zu verfolgen – wenn es anders wäre, hätten wir dieses Buch nicht geschrieben. Wir gehen aber davon aus, dass es gelingen kann, Klienten für ihre Ziele »Feuer und Flamme« werden zu lassen. Damit das gelingen kann, müssen diese Ziele an ihre grundlegenden, zentralen Bedürfnisse – ihre Motive – »andocken« (vgl. Deci & Ryan 1991; McClelland u. a. 1989; Schultheiss 2001). Im Folgenden skizzieren wir, was der Motivbegriff umfasst und welche Motive im Zentrum menschlichen Handelns stehen.

Zentrale menschliche Motive

Motive haben einen emotionalen (und manchmal eben nicht ganz rationalen) Kern: Sie beeinflussen nicht, was man meint, tun zu müssen, weil es vernünftig oder von anderen gewollt ist, sondern sie bestimmen, auf welche Tätigkeiten und Ziele Menschen emotional ansprechen.

Dabei lässt sich die große Vielzahl von Zielen, die Menschen in ihrem Alltag verfolgen, letztlich auch nur wenigen, thematisch ähnlichen Klassen von Zielzuständen zuordnen (Heckhausen & Heckhausen 2018; McClelland 1985; Schmalt & Langens 2009; Schultheiss 2008).

Die Ziele »eine Sportart beherrschen«, »eine Fremdsprache lernen«, »eine Berufsausbildung abschließen« können sich z. B. dadurch auszeichnen, dass man kontinuierlich seine Fähigkeiten erprobt und erweitert und dabei bestrebt ist, die eigene Kompetenz und Effizienz im Vergleich zu einem früheren Zustand zu erweitern. Entsprechend kann man diesen Zielen ein gemeinsames Motiv – hier z. B. das Bedürfnis nach Leistung/Kompetenz – zuordnen.

Leistung Hoch leistungsmotivierte Personen haben Spaß an der Auseinandersetzung mit Herausforderungen und Freude daran, Dinge im Laufe der Zeit immer ein bisschen besser zu beherrschen – und das eben nicht, um Lob zu erheischen, andere auszustechen oder viel Geld zu verdienen (Atkinson & Feather 1966; McClelland u. a. 1953; Schultheiss & Brunstein 2005).
Neben dem Leistungsmotiv gibt es noch mindestens zwei weitere Motive, die im menschlichen Leben eine zentrale Rolle spielen:
Macht Das Macht- oder Dominanzmotiv (McClelland 1975; Schultheiss 2007) äußert sich in dem emotional gefärbten Wunsch, andere Menschen zu beeinflussen oder zu beeindrucken, und zeigt sich in seiner reifen Form in dem Bestreben, das Leben anderer Menschen in positiver Weise zu verändern, z. B. als Lehrer, Heiler, Mentor oder Priester.
Anschluss Das Ziel dieses Motivs (Atkinson u. a. 1954; McAdams 1992) liegt in dem Aufbau und der Aufrechterhaltung von bedeutsamen Beziehungen zu anderen Menschen, die durch Vertrauen und Selbstöffnung gekennzeichnet sind. Die Bandbreite reicht von oberflächlichen Kontakten in öffentlichen Verkehrsmitteln bis hin zu langjährigen vertrauten Partnerschaften. Bei diesem Motiv ist der emotionale Kern – ein positives Gefühl der Zuneigung und Verbundenheit – am leichtesten zu erkennen.
Motive sind bei verschiedenen Menschen unterschiedlich stark ausgeprägt: Bei einigen Menschen durchdringt etwa das Leistungsmotiv über Jahre und Jahrzehnte viele Lebensbereiche (Beruf, Hobbys, Freizeit usw.) und wird damit zu einem immer wiederkehrenden Thema einer Biografie; bei anderen scheint es keine oder eine völlig untergeordnete Rolle zu spielen. Dasselbe gilt in ähnlicher Form für das Macht und das Dominanzmotiv. Jeder Mensch zeichnet sich durch ein individuelles Profil dieser drei – und weiterer, hier nicht im Einzelnen beschriebener – Motive aus.

Motive und Ziele

Motive sind weitgehend nicht bewusst, Ziele hingegen schon.

Motive liegen unter der Oberfläche bewusster Reflexionsprozesse, was sich auch darin zeigt, dass Menschen in der Regel keine zuverlässige Auskunft über ihre Motive geben können: Korrelationen zwischen (mit validierten Verfahren) gemessenen und selbst eingeschätzten Motiven liegen im Bereich von null (McClelland u. a. 1989; Schultheiss u. a. 2009; Spangler 1992). Motive beeinflussen in recht grober Weise, welche Klassen von Zielzuständen für eine Person von emotionaler Bedeutung sind, ohne dass sie sich direkt in konkrete Ziele übersetzen.

Ziele – mentale Repräsentationen angestrebter Zustände – strukturieren Motivationsprozesse hingegen auf einer bewussten Ebene (vgl. Brunstein & Maier 1996; Locke & Latham 1990). Die meisten Menschen können auf Nachfrage Ziele angeben, die sie momentan in ihrem Alltag verfolgen: eine Freundschaft wieder intensivieren, berufliche Fortschritte erzielen, einen Urlaub planen usw. Die Entschlossenheit, mit der eine Person ein Ziel verfolgt und auch angesichts von Schwierigkeiten daran festhält, wird als Zielbindung (englisch: Commitment) bezeichnet (Klinger 1977). Eine recht lose Form der Zielbindung kann man bei »Silvestervorsätzen« beobachten, die oft genauso leichtherzig gebildet wie abgelegt werden. Fest an ein Ziel gebunden zu sein bedeutet hingegen, dass das Ziel tief in der eigenen Motiv- und Wertestruktur verankert, bildlich gesprochen »mit der Person verwachsen« ist. Die Zielbindung (Entschlossenheit) ist einer der besten Prädiktoren für nachfolgende Fortschritte bei der Zielverfolgung (Brunstein 1993, 1995; Locke & Latham 1990).

Obwohl Motive und Ziele motiviertes Verhalten steuern, stehen sie nicht immer im Einklang. Wie verschiedene Untersuchungen zeigen (zusammenfassend: Brunstein 2010), gibt es ebenso viele Menschen, die motivkongruente Ziele verfolgen, wie solche, deren Motive und Ziele nicht harmonieren.

Da Motive eine der wichtigsten Quellen für Spaß, Freude und Sinnerleben sind, überrascht es nicht, dass Menschen über ein hohes Maß an emotionalem Wohlbefinden und Lebenszufriedenheit berichten, wenn sie Ziele verfolgen, die zu ihrer Motivstruktur passen (z. B. Baumann u. a. 2005; Brunstein u. a. 1998; Hofer & Chasiotis 2003; Hofer u. a. 2006; Langens 2007; Schultheiss u. a. 2008). Anders gesagt: Wenn eine Person ein dominantes Anschluss- / Intimitätsmotiv hat und überwiegend Ziele verfolgt, die dieses Motiv befriedigen, dann wird sie mit großer Wahrscheinlichkeit ihr Leben als erfüllt und befriedigend erleben. Umgekehrt kann es jedoch auch vorkommen, dass eine hoch anschlussmotivierte Person fast ausschließlich Ziele verfolgt, die keine Anreize für das Anschlussmotiv aufweisen, also z. B. überwiegend bestrebt ist, berufliche Ziele zu erreichen. In einem solchen Fall müssten wir damit rechnen, dass sie ihr Leben als öde, sinnlos und frustrierend erlebt (Sheldon & Elliott 1998, 1999).

Wenn Menschen völlig den Zugang zu ihren Motiven verloren haben – also keinerlei Vorstellung entwickeln können, welche Tätigkeiten ihnen Spaß machen und welche Ziele für sie persönlich bedeutsam sind –, sprechen wir mit Kuhl und Beckmann (1994) von einem Zustand der Alienation, der Entfremdung von den eigenen Motiven. Dass Menschen den Zugang zu ihren Motiven verlieren können, lässt sich darauf zurückführen, dass Motive sich dem bewussten Erleben nur sehr mittelbar über emotionale Präferenzen mitteilen. Durch Motive hervorgerufene »Bauchgefühle« können leicht durch sprachlich kodierte Überzeugungen – wie etwa auch normative Schemata (»Ich muss immer der Beste sein!«) – in den Hintergrund gedrängt werden und damit als Grundlage für eine Zielbildung verloren gehen. Daher ist es im Therapieprozess sinnvoll und hilfreich, dass Klienten (wieder) lernen, auf ihre emotionalen Reaktionen zu achten, und vermehrt Ziele verfolgen, die mit ihren Motiven im Einklang stehen (vgl. Passungsprüfung und motivationale Kompetenz, S. #).

Alienation = Entfremdung von den eigenen Motiven

Motivierung ist ein Prozess, in dem Verknüpfungen zwischen dem Verhalten einer Person und der Befriedigung oder Frustration ihrer Motive aufgezeigt werden. Wenn eine Therapeutin einen Klienten motivieren will, in den Therapieprozess einzusteigen, dann kann sie dem Klienten etwa die folgende Botschaft vermitteln: »Es gibt Dinge, die Ihnen Spaß und Freude machen, die Ihr Leben bereichern und erfüllen. Wir können hier herausfinden, welche Dinge das sind und ob Sie diese momentan bekommen. Sollte das nicht der Fall sein, können wir unser Augenmerk darauf richten, woran das liegt.« Eine zentrale therapeutische Strategie besteht also darin, Kosten vor Augen zu führen, indem man Klienten verdeutlicht, dass sie durch dysfunktionale Interaktionsstrategien die Befriedigung ihrer Motive – ohne es zu merken – sabotieren. Eine Klientin wünscht sich vielleicht erfüllende soziale Beziehungen zu ihrem Partner, zu Freunden oder Verwandten, provoziert aber aufgrund nicht oder nur halb bewusster Schemata (»Ich muss die Wichtigste sein!«) und daraus resultierender Spielstrukturen (eine Szene machen, wenn der Partner auf einer Party eine andere Frau anspricht) Unverständnis und Ablehnung, also das Gegenteil von dem, was sie sich eigentlich wünscht. Sind solche kostenverursachenden Muster geklärt, kann die Klientin im zweiten Schritt die Muster bearbeiten und im dritten Schritt alternative Verhaltensweisen erarbeiten, die mit größerer Wahrscheinlichkeit zu einer dauerhaften Befriedigung ihres Anschlussmotivs führen. Allgemein gesprochen können Therapeuten ihre Klienten zu einer Änderung ihres Verhaltens motivieren, indem sie ihnen deutlich machen, dass es allein von ihrem Verhalten abhängt, ob ihre zentralen Motive befriedigt werden oder nicht.

Die Attraktivität eines Ziels – oder sein »Wert« – mag noch so groß sein, wenn eine Person nicht davon überzeugt ist, dieses Ziel erreichen zu können, wird sie kaum große Anstrengung in die Verfolgung dieses Ziels investieren (FEATHER 1982). Die zentrale Aussage der sogenannten Erwartung-mal-Wert-Theorien besteht darin, dass die Motivation zur Verfolgung eines Ziels nicht allein von dessen »Wert« abhängt, sondern zudem von der Realisierbarkeit.

Selbstwirksamkeitserwartung: Kann ich mein Ziel auch erreichen?

Mit Realisierbarkeit ist nicht eine objektive Wahrscheinlichkeit gemeint, ein Ziel erreichen zu können, sondern eine höchst subjektive Einschätzung, die sowohl von äußeren Gegebenheiten (z. B. von der Schwierigkeit des Ziels: ein Diplom in Atomphysik vs. die Aufnahme im Kleingärtnerverein) als auch von Merkmalen der Person und insbesondere von ihren Selbstwirksamkeitserwartungen (BANDURA 1998) abhängt. Selbstwirksamkeit bezieht sich auf die Einschätzung, dass die Zielverfolgung durch das eigene Verhalten beeinflusst werden kann und dass man die zur Zielverwirklichung notwendigen Handlungen selbst ausführen kann bzw. über die dazu nötigen Fähigkeiten und Erfahrungen verfügt (Beispiel: Prüfungen). In Bezug auf ein konkretes Ziel (und damit auch auf Therapieziele) nimmt Selbstwirksamkeit oft nur zwei Ausprägungen an (KUHL 1983): »Ich kann es schaffen« und »Das wird mir nicht gelingen«. Motivierung heißt daher oft auch, die Selbstwirksamkeitserwartung eines Klienten zu steigern und ihn in einen Zustand zu versetzen, in dem er wirklich daran glaubt, seinem Leben durch seine eigenen Anstrengungen eine neue Richtung geben zu können.

Motivation in der Psychotherapie

Eine Psychotherapie ist für eine Klientin oder einen Klienten eine schwierige Angelegenheit: Man muss erkennen, dass das eigene Erleben und Handeln einem »Kosten« bereitet, man muss sich entschließen, eine Psychotherapie oder Beratung aufzusuchen. Es spricht vieles dafür, den Zustand so zu belassen, wie er ist, und vieles dafür, den Zustand zu ändern. Irgendwann muss man eine Entscheidung treffen, und wenn man sich dafür entscheidet, sich zu verändern, dann muss man in der Therapie aktiv mitarbeiten. Man muss sich mit den Interventionen des Therapeuten auseinandersetzen, an Klärung arbeiten, seine Schemata bearbeiten, womöglich Trainings machen und Veränderungen im Alltag umsetzen.

Motivation im Therapieprozess

Für den gesamten Prozess spielen Faktoren der Motivation eine wesentliche Rolle: Man wird als Klient nicht ausreichend mitarbeiten, wenn man nicht ausreichend motiviert ist, und falls ein Klient nicht ausreichend motiviert ist, dann muss ein Therapeut ihn motivieren: Ein Therapeut sollte erreichen, dass ein Klient sich ändern möchte, dass er Vorteile einer Veränderung sieht und dass er erkennt, dass die Vorteile die Nachteile überwiegen; und ein Therapeut sollte erreichen, dass ein Klient entschlossen ist, sich dafür anzustrengen und Hindernisse zu überwinden. Motivation und Motivierung sind im Psychotherapieprozess von zentraler Bedeutung und sollten daher im Fokus der Aufmerksamkeit von Therapeuten stehen.

Viele Therapeuten gehen allerdings davon aus, dass Klienten grundsätzlich in Therapie kommen, um sich zu ändern, und dass diese Motivation stark genug ist, um Klienten in allen Therapiephasen zu veranlassen, »compliant« zu sein: mitzuarbeiten und therapeutische bzw. beraterische Interventionen umzusetzen. Konsequenterweise schenken die Therapeuten dann auch Fragen der speziellen Motivierung von Klienten keine besondere Aufmerksamkeit mehr. Empirische Arbeiten (vgl. SACHSE 1988, 1990a, 1990b, 1990c, 1992a, 1992b, 1995, 1997a, 1997b) und unsere Erfahrungen zeigen jedoch, dass dies oft nicht berechtigt ist.

Klienten kommen keinesfalls immer in Therapie, um an sich zu arbeiten und um sich zu verändern. Klienten können zwar motiviert sein, eine Therapie zu beginnen, dies ist jedoch nicht gleichbedeutend mit der Motivation, sich zu ändern. Klienten können z. B. in Therapie kommen,

- weil ihre Partner sie dazu veranlassen;
- weil sie die Therapie oder Beratung als »Alibi« brauchen (für Partner, für Chefs, für einen Rentenantrag u. Ä.);
- weil sie hoffen, dass wir sie »erlösen«, ihnen »die Probleme wegmachen« usw.;
- weil sie ihr System mithilfe des Therapeuten stabilisieren wollen.

Therapiemotivation heißt nicht automatisch Änderungsmotivation.

Daher ist es wesentlich, zwischen Therapie- und Änderungsmotivation zu unterscheiden. Therapiemotivation ist lediglich die Motivation, eine Therapie aufzusuchen; Änderungsmotivation ist jedoch die Motivation, sich in und mithilfe von Therapie oder Beratung aktiv zu verändern.

Selbst wenn Hilfesuchende mit der Motivation, sich zu ändern, in die Beratung oder Therapie kommen, ist diese manchmal schon zu Beginn zu schwach, um eine ausreichende Mitarbeit zu gewährleisten. Und selbst wenn die Motivation zu Therapiebeginn ausreichte, so kann sie deutlich zu gering sein, wenn es im Therapieprozess darum geht, schwierige Aufgaben zu bewältigen. Und selbst dann, wenn Klientinnen oder Klienten änderungsmotiviert sind, sind sie trotzdem ambivalent: Es gibt praktisch immer neben einer Tendenz in Richtung Veränderung auch Tendenzen in Richtung Nicht-Veränderung. Und beide Tendenzen nehmen im Verlauf der Therapie meist noch zu.

Wir sind der Meinung, dass Therapeuten der Motivation des Klienten oft viel zu wenig Aufmerksamkeit schenken und sich viel zu wenig bemühen, die Motivation der Klienten gezielt zu steigern.

Wir sind der Ansicht, dass ein »Festsitzen« in der Therapie und in Beratungsprozessen oder ein Scheitern oft auf mangelnde Motivation des Klienten zurückgeht und weniger auf die »Schwere des Problems«. Wir glauben damit auch, dass ein Klient, der hoch änderungsmotiviert ist, mit sehr hoher Wahrscheinlichkeit auch Erfolge in der Therapie verbuchen wird. Daher ist es entscheidend, sich im Therapie- oder Beratungsprozess immer wieder mit der Motivation des Klienten auseinanderzusetzen, da dies eine wichtige Variable des Erfolgs darstellt. Unsere Erfahrung ist: Wer Veränderung wirklich will, wird auch Veränderung erreichen. Die daraus resultierende Frage ist aber, wie wir Klienten dazu veranlassen können, wirklich zu wollen.

Es gibt bei jedem Veränderungsprozess eine Annäherungs- und eine Vermeidungstendenz. Diese Ambivalenzen müssen Therapeuten ernst nehmen und bei ihren Strategien und Interventionen berücksichtigen.

Es ist naiv, anzunehmen, Veränderungen von Klienten in der Therapie seien einfach (und Klienten müssten allein schon deshalb allen Therapievorschlägen begeistert und sofort folgen). Therapeuten sollten sich vielmehr deutlich machen, dass Veränderungen für Klienten schwierig und aufwendig sind: Klienten müssen sich darauf einlassen, alte und vertraute Lösungen aufzugeben; sie müssen sich auf einen ungewissen Weg zu neuen Lösungen machen; wenn sie das tun, wissen sie noch nicht, ob sie diese Lösungen überhaupt erreichen werden; sie wissen nicht genau, welche Konsequenzen die Veränderungen haben, und sie können am Anfang des Prozesses auch unmöglich alle Implikationen überblicken. Sie lassen sich auf einen Weg ein, der anstrengend, manchmal frustrierend und unsicher ist. Sie müssen sich Problemen und unangenehmen Aspekten des Selbst stellen. Sie müssen sich auf eine Führung durch den Therapeuten einlassen. Veränderung kann gar nicht einfach sein!

Wenn das aber so ist, dann wird auch deutlich, dass ein Klient sich nur dann auf den Weg macht, wenn er hoch motiviert ist, sich zu ändern; dass er schwierige Aufgaben nur dann in Angriff nimmt, wenn er entschlossen ist, sich den Problemen zu stellen, sich anzustrengen und Hindernisse zu beseitigen.

Also kann die Änderungsmotivation eines Klienten oder einer Klientin gar nicht hoch genug sein. Daher sollte ein Berater oder eine Therapeutin immer einschätzen, wie hoch die Änderungsmotivation tatsächlich ist.

Motivation steigern

Therapeutinnen und Berater sollten praktisch immer mit der Möglichkeit rechnen, dass sie etwas tun müssen, um die Motivation des Klienten zu steigern. Wenn man einen bestehenden Zustand verändern will, dann muss man die Kosten, die dieser verursacht, reduzieren wollen; man muss aber auch positive Zustände erreichen wollen und man sollte entschlossen sein, das alles zu tun: Nur dann wird man sich anstrengen, durchhalten, Hindernisse angehen und genügend Geduld aufbringen.

Eine Therapie wie auch eine Beratung, das sollte uns immer klar sein, stellen hohe Anforderungen an die Klienten, welche deshalb in vielfältiger Weise unterstützt werden müssen, auch im Hinblick auf Motivation (vgl. Sachse & Sachse 2009; Sachse & Sachse 2016).

Das Problem mangelnder Motivation kann bei jedem neuen Schritt in der Therapie oder Beratung wieder virulent werden: bei einer neuen Aufgabe, z. B. der Bearbeitung eines Schemas, wenn Klienten sich nicht kooperativ bei Trainings zeigen, wenn sie keine Hausaufgaben machen, vielleicht, weil sie Angst haben, es nicht zu schaffen, Frustrationen nicht ertragen oder die Aktion zu anstrengend finden. Das Problem ist nicht, dass die Klienten die gestellte Aufgabe nicht bewältigen können, sie sind vielmehr nicht wirklich motiviert, an einer schwierigen und aufwendigen Veränderung von Schemata oder von Verhalten zu arbeiten. Natürlich kann es dann keinesfalls darum gehen, jemandem mangelnde Motivation zum Vorwurf zu machen. Vielmehr ist es eine Aufgabe für Therapeutinnen und Berater als Prozess-Experten darüber nachzudenken, wie sie die Motivation des Klienten steigern können.

Mangelnde Motivation wirkt sich äußerst nachteilig auf die therapeutische Mitarbeit und damit natürlich auf den Therapieerfolg aus. Man kann annehmen, dass ein hoher Prozentsatz von Problemen im Therapieprozess sowie Scheitern von Therapien oder von Beratungen auf Probleme der Änderungsmotivation zurückgeht; deshalb sollten Berater oder Therapeutinnen diesem Problem verstärkt Aufmerksamkeit schenken.

Therapie- und Änderungsmotivation

Therapeuten und Berater nehmen oft an, dass Klienten motiviert sind, sich bzw. ihr System zu verändern, weil sie zu ihnen kommen – nach der Devise: »Wer ein Problem hat, will es auch lösen.« Diese Annahme verwechselt Therapie- und Änderungsmotivation.

Therapiemotivation ist lediglich die Motivation, eine Therapie aufzusuchen. Dies kann bedeuten, dass man motiviert ist, sich oder sein System zu verändern. Es kann aber noch weitere, sehr unterschiedliche Gründe haben:

Therapie als Alibi

Die Klienten können ein sogenanntes »Alibi-Spiel« spielen (vgl. SACHSE 2001a, 2001b, 2004b; SACHSE u. a. 2010). Sie wollen damit einem Partner zeigen, dass sie seinem Druck, »etwas zu tun«, nachgeben; tatsächlich können sie aber stark motiviert sein, sich gar nicht zu ändern. Sie behaupten zwar, sich ändern zu wollen, sabotieren eine therapeutische Arbeit aber.

Therapie als Bestätigung

Klienten können, wie viele mit Persönlichkeitsstörungen, stabilisierungsmotiviert sein (vgl. SACHSE 2001a, 2001b, 2002, 2004a): Sie machen nicht Therapie, um sich zu verändern, sondern um mithilfe der Therapie ihr System stabil zu halten, d. h., sie machen Therapie, um sich nicht ändern zu müssen. Sie wollen von der Therapeutin oder dem Berater bestätigt werden oder von ihnen wissen, wie sie besser mit der Situation umgehen oder sogar, wie sie andere besser manipulieren können.

Therapie als (Er-)Lösung

Klienten können auch in Beratung oder Therapie gehen, um sich »erlösen« zu lassen: Sie wollen nicht aktiv an einer Veränderung arbeiten, sondern wollen, dass wir ihnen Ratschläge geben, ihnen Lösungen anbieten, ohne dass sie dazu etwas tun müssen. Sie wollen jemanden, der sie »durchs Leben führt« (vgl. SACHSE & FASBENDER 2010, 2011).

In all diesen Fällen ist mit einer Therapiemotivation keinerlei Änderungsmotivation verbunden, eher kann man sogar von einer »negativen« Änderungsmotivation sprechen.

Änderungsmotivation ist die Motivation, aktiv etwas dafür tun zu wollen, dass sich der eigene Zustand oder das eigene System ändert. Man will nicht nur, dass etwas »anders wird«, man will etwas »anders machen«.

Änderungsmotivation impliziert demnach,

- dass eine Person erkennt, dass sie Kosten hat;
- dass die Person erkennt, dass diese Kosten ihren Motiven zuwiderlaufen,

dass sie Ziele sabotieren, die ihr wichtig sind, dass sie diese Kosten also nicht will;

- dass die Person erkennt, dass sie durch ihr Verhalten, durch ihre Schemata oder durch andere persönliche Aspekte diese Kosten selbst erzeugt;
- dass die Person erkennt, dass sie selbst etwas an sich ändern muss, wenn sie die Kosten reduzieren will;
- dass die Person sich dazu entschließt, diese Änderungen, unter Umständen mithilfe einer anderen Person, durchzuführen, d. h., dass sie sich zu einer aktiven Veränderung eigener Aspekte entschließt.

Änderungsmotivation impliziert damit immer, dass man für ein Problem und für die Kosten Verantwortung übernimmt und dass man sich dadurch für die Veränderung in hohem Maße selbst zuständig fühlt.
Diese Überlegungen machen aber auch deutlich, dass Änderungsmotivation kein »trivialer Prozess« ist, der sich »von selbst ergibt«. Vielmehr hängt Änderungsmotivation psychologisch von vielen Faktoren ab, ist für eine Person nicht leicht zu entwickeln und ist in einer Therapie ein »kostbares Gut«. Eine Therapeutin oder ein Berater sollte darauf achten, wie stark die Motivation des Klienten ist, und sollte darüber nachdenken, wie sich seine Änderungsmotivation aufrechterhalten und steigern lässt. Und dies ist auch der Zweck des vorliegenden Buches: Es widmet sich genau dieser Frage.
Ein verbreiteter Irrtum ist auch, anzunehmen, »Leidensdruck« sei identisch mit Änderungsmotivation. Leidensdruck bedeutet erst einmal nur, dass ein Klient oder eine Klientin hohe Kosten wahrnimmt, »unter diesen Kosten leidet« und diese »weghaben will«. »Weghaben wollen« bedeutet aber keineswegs automatisch, dass man bereit ist, für die Kosten die Verantwortung zu übernehmen und für deren Beseitigung etwas zu tun. Wenn eine Person z. B. annimmt, dass ihre Kosten von anderen erzeugt werden, oder wenn sie annimmt, dass sie nicht für diese Kosten verantwortlich ist, dann kann sie diese Kosten zwar »weghaben wollen«, sie sieht aber in keiner Weise ein, dass sie selbst etwas dafür tun muss. Sie erwartet vielmehr, dass andere die Kosten »wegmachen«. Änderungsmotivation entsteht erst dann, wenn man nicht nur Kosten sieht, sondern wenn man für die Kosten auch die Verantwortung übernimmt.
In manchen Fällen lehnen es Klienten ab, Verantwortung für Veränderungsprozesse zu übernehmen, weil sie den Eindruck haben, dass andere Menschen (Eltern, Partner usw.) für ihre Probleme verantwortlich sind (»Schuld haben«) und daher diese Personen Wiedergutmachung leisten

und ihre Probleme lösen müssten. Ein solches »Beharren auf dem Verursacherprinzip« hindert sie daran, selbst Verantwortung zu übernehmen, weil sie glauben, damit den Tätern »recht zu geben«, in irgendeiner Form also »selbst schuld« zu sein.

Änderungsmotivation impliziert immer, dass eine Person wahrnimmt und akzeptiert, dass sie selbst durch ihre Schemata, ihr Verhalten u. a. in wesentlichem Maße zu den Problemen beiträgt, und wenn sie damit erkennt, dass sie selbst etwas tun kann und tun muss, um die Probleme zu lösen.

Leidensdruck ff Änderungsmotivation
Leidensdruck + Verantwortung = Änderungsmotivation

Steigerung der Änderungsmotivation

Da die Änderungsmotivation von Klienten im Therapie- wie im Beratungsprozess sehr oft nicht ausreicht, geht es darum, diese zu steigern. Eine wesentliche Frage ist dabei, wie man dies tun kann. Prinzipiell kann man eine Änderungsmotivation dadurch entwickeln,

Kosten des Verharrens und Gewinne durch eine Veränderung deutlich machen – beides ist wichtig

- dass einer Person die Kosten ihrer Probleme deutlich werden, also die Kosten ihres »dysfunktionalen Systems«: ihrer problematischen Schemata, ihrer ungünstigen Interpretationen und Denkweisen, ihres problematischen Handelns;
- dass einer Person die möglichen Gewinne einer konstruktiven Veränderung klar werden: Was kann sie alles erreichen, gewinnen, erhalten, wenn sie ihr Verhalten ändert?

Die Motivation, die daraus resultiert, die Kosten des Systems zu reduzieren, wollen wir als Kosten-Reduktionsmotivation bezeichnen. Dies ist eine konstruktive Art von Vermeidungsmotivation, also eine Motivation, die dazu dient, negative Zustände zu reduzieren oder auf null zu bringen. Diese Form einer Vermeidungsmotivation ist therapeutisch sinnvoll, weil sie den Klienten veranlasst, aktiv Veränderungen einzuleiten, durchzuführen und durchzuhalten. Dennoch ist sie insofern eine Vermeidungsmotivation, weil sie sich darauf richtet, negative Zustände zu beseitigen, und damit auch in der Lage ist, negative Affekte und Emotionen zu reduzieren, aber kaum zu positiven Emotionen oder einem Gefühl von Zufriedenheit führen kann.

Die Motivation, die daraus resultiert, dass man Gewinne, also positive Zustände und positive Ziele, ansteuert, wollen wir als Gewinn-Motivation bezeichnen. Sie ist eine Annäherungsmotivation, denn sie führt dazu, dass man positive Zustände erreichen, positive Emotionen erleben und einen Zustand von Zufriedenheit gewinnen kann.

Aus unserer Sicht sind für eine wirkliche Änderungsmotivation sowohl eine Kosten-Reduktionsmotivation als auch eine Gewinn-Motivation wesentlich: Die Kosten-Reduktionsmotivation macht deutlich, was man nicht (mehr) will, wovon man wegwill, was man überwinden will; die Gewinn-Motivation macht deutlich, wo man hinwill, was man erreichen will, welche Zustände man anstrebt.

Wissen, was man nicht (mehr) will, und wissen, wo man hinwill

Eine reine Kosten-Reduktionsmotivation reicht nie aus: Damit weiß man nur, was man nicht will, aber noch nicht, was man stattdessen will! Für eine stabile und gerichtete Motivation benötigt man immer auch positive Anreize, positive Zieldefinitionen. Beides ist nötig: Man braucht den »Drive« von einem unangenehmen Zustand weg und man benötigt den »Drive« auf einen anzustrebenden Zustand hin!

Langfristige und kurzfristige Ziele

Man kann zwischen langfristigen und kurzfristigen Zielen unterscheiden. Diese Unterscheidung leitet sich ab aus der hierarchischen Struktur komplexer Ziele (Carver & Scheier 1998; Miller u. a. 1960; Kuhl 2001). Im Therapie- und Beratungsprozess geht es zum einen darum, langfristige Ziele, langfristige Anreize zu definieren: Was will man letztlich erreichen? Wohin kann und will man letztlich kommen? Welche langfristigen Zustände will man anstreben?

Zum anderen geht es um kurzfristige, kleinere Ziele: um das Ziel, ein Schema zu klären, eine Annahme zu bearbeiten; um das Ziel, dass der Klient biografische Aspekte versteht u. a. Diese »kleinen Ziele« sind »Anreize im Prozess«, die den Klienten im Hier und Jetzt des Prozesses zur Mitarbeit motivieren sollen. Der Klient soll motiviert werden, im Prozess mitzuarbeiten – compliant zu sein, sich auf einen konkreten Klärungsprozess einzulassen, sich einem Ein-Personen-Rollenspiel zu unterziehen usw. Kurzfristige und langfristige Ziele sind miteinander verbunden:

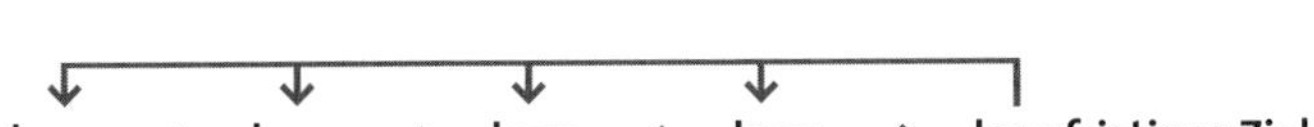

ABBILDUNG 1
Zielserie

Aus der Erreichung einer Serie kurzfristiger Ziele ergeben sich die langfristigen Ziele: Man erreicht langfristige Ziele dadurch, dass man nacheinander die kleineren, kurzfristigen Ziele »abarbeitet«. Umgekehrt ergeben sich aber die kurzfristigen Ziele auch aus den langfristigen: Je nachdem, welche langfristigen Ziele man anstreben will, muss man zuerst diejenigen kurzfristigen Ziele erreichen, die auch tatsächlich zu den langfristigen Zielen führen können.
Man kann kurzfristige Ziele aber auch vom Ausgangszustand aus entwickeln: Aus der Analyse eines problematischen Ausgangszustandes kann man ebenfalls ableiten, welche kurzfristigen Ziele man anstreben sollte. Kurzfristige Ziele lassen sich, wie deutlich wird, sowohl vom Ausgangszustand als auch vom langfristigen Zielzustand ableiten:

ABBILDUNG 2
Prozessabhängige Bestimmung der kurzfristigen Ziele

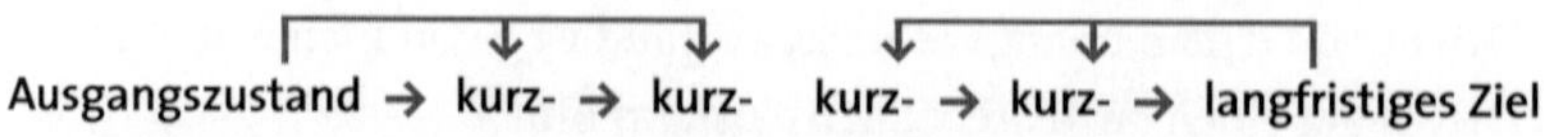

In der Regel wird es im Beratungs- oder Therapieprozess so sein, dass zu Beginn der problematische Ausgangszustand stark im Vordergrund steht und langfristige Ziele noch nicht offenliegen. Die kurzfristigen Ziele zu Therapiebeginn werden durch den Ausgangszustand bestimmt. Damit wird die Motivationslage hier stark durch Kosten determiniert. Später, wenn die langfristigen Ziele herausgearbeitet sind, dominieren die kurzfristigen Ziele: Damit wird die Motivation immer mehr von den zu erwartenden Gewinnen bestimmt.

Makro- und Mikromotivation

Aus der Unterscheidung zwischen lang- und kurzfristigen Zielen leitet sich die Unterscheidung zwischen Makro- und Mikromotivation her:
Eine Makromotivation bedeutet, dass man sich entschlossen hat, ein langfristiges Ziel zu verfolgen, und dieses nun auch erreichen will.
Eine Mikromotivation bedeutet, dass man ein kleines Ziel, ein Unterziel erreichen will.
Eine Mikromotivation ist im Therapie- bzw. Beratungsprozess besonders wichtig. Um ein Teilziel, z. B. die Klärung eines Schemas, das Training einer sozialen Fertigkeit oder die Entwicklung eines alternativen Schemas, zu erreichen, braucht es Compliance, d. h. die aktive Mitarbeit der Klienten! Diese müssen sich auf die Aufgabe konzentrieren, sich anstrengen,

den Interventionen folgen, Fragen beantworten, auf Feedback reagieren. Dazu müssen sie entschlossen sein, aktiv mitzuarbeiten; sie sollten das Schema jetzt klären wollen, die soziale Kompetenz jetzt entwickeln wollen, ein alternatives Schema jetzt aufbauen wollen.

Man kann annehmen, dass ein großer Teil einer Mikromotivierung aus einer Makromotivierung resultiert: Sind dem Klienten oder der Klientin die Kosten des Ausgangszustands sehr deutlich, ergibt sich daraus eine starke Motivation, die ihre Motivation zur »Mitarbeit auf der Mikroebene« maßgeblich verstärken sollte; ebenso sollte sich diese Motivation verstärken, wenn ihnen die möglichen Gewinne deutlich sind.

Die Frage ist aber, ob diese Motivationsquellen immer präsent sind und immer so deutlich wirken oder ob Therapeuten und Beraterinnen nicht auch auf der Mikroebene etwas tun sollten, um die Compliance der Klienten bei jeder Intervention zu unterstützen. Wir gehen davon aus, dass auch Letzteres oft nötig ist, da Klienten große Ziele oft aus den Augen verlieren, sich Kosten »schönrechnen« und aufgrund der starken Ambivalenz des Veränderungsprozesses eine starke Tendenz gegen eine aktive Mitarbeit erleben können.

Motivierung durch Selbsteffizienz-Erwartung

Motivationstendenz = Erwartung × Wert

Betrachtet man Erwartung-mal-Wert-Theorien der Motivation, dann wird klar, dass Motivation nicht nur durch Anreize und deren persönlichen Wert geschaffen wird: Nach T = E x W (Motivationstendenz gleich Erwartung mal Wert) erfordert Motivation auch die subjektive Erwartung, dass man Anreize erreichen kann. Ein Klient muss sich daher, um eine Änderungsmotivation zu entwickeln, nicht nur (positive oder negative) Anreize schaffen; er muss auch davon überzeugt sein, dass er die negativen Zustände vermindern und die positiven erreichen kann. Motivierung des Klienten bedeutet daher auch, seine Erfolgserwartungen zu erhöhen, also ihm z. B. deutlich zu machen, dass er

- eine ausreichende Selbsteffizienz aufweist oder sie mithilfe des Therapeuten erwerben kann, um Kosten effektiv reduzieren oder Gewinne realistischerweise erreichen zu können;
- in der Lage ist, mithilfe des Therapeuten auftretende Hindernisse zu überwinden und die angestrebten Effekte herzustellen.

Entwicklung von Zielen

Im Behandlungs- wie im Beratungsprozess sollte man davon ausgehen, dass Klienten Anreize und Ziele erst im Laufe der Therapie entwickeln und entwickeln können: In der Regel wissen sie zu Beginn über die Art der Kosten ihres Systems einigermaßen Bescheid, realisieren oft aber nicht die Höhe der Kosten; sie rechnen sich die Kosten schön, unterschätzen sie systematisch.

Ganz schwierig ist es mit den positiven Anreizen. Sehr oft haben Klienten zu Beginn gar keine Vorstellungen davon, was sie erreichen könnten, was sie erreichen wollen und welche Folgen Veränderungen haben. Das liegt daran, dass sie

- oft noch gar kein Verständnis von ihren Problemen haben und deshalb auch keine Alternativen entwickeln können;
- oft gar nicht wissen, was sie überhaupt wollen;
- ihre Ressourcen und Möglichkeiten nicht kennen und gar nicht einschätzen können, was eigentlich realistische Ziele sind.

Daher muss man annehmen: Ziele und damit Anreize entwickeln sich oft erst im Laufe der Therapie oder Beratung. Und oft entwickeln sie sich langsam; zuerst entwickeln sich vorläufige Ziele, die noch modifiziert und klar definiert werden müssen. Daher sollten Therapeuten und Beraterinnen

- früh mit der Entwicklung von Zielen beginnen, gerade weil die Entwicklung von Zielen schwierig ist und viel Zeit in Anspruch nimmt;
- auch vorläufige Ziele schon als Anreize nutzen und
- kontinuierlich weiter an der Klärung von Zielen arbeiten.

Andauernde Motivierung

Es ist wichtig zu verstehen, dass man im Therapie- oder Beratungsprozess Klienten nicht einmal motiviert und das war es dann, im Gegenteil: Sie müssen immer wieder motiviert werden; Therapeutinnen wie Berater müssen mit den Klienten immer wieder klären, was diese wollen, und sie müssen immer wieder betonen, wie wichtig es ist, »am Ball zu bleiben«, sich anzustrengen und auch Frustrationen auszuhalten. Gleichzeitig müssen sie ihre Klienten immer wieder darin bestärken, dass sie die angestrebten Ziele auch erreichen können!

Therapeuten wie Beratende müssen ihre Klienten aktiv unterstützen. Sie dürfen nicht davon ausgehen, dass Motivation sich von selbst einstellt – das wäre schön, nur leider ist es nicht so. Motivierung ist eine Aufgabe von Psychotherapie und Beratung und ein zentraler Faktor für ihren Erfolg (vgl. MÜHLIG 2005).

Motivierung ist ein fortlaufender Prozess, der immer wieder aufs Neue initiiert und realisiert werden muss.

Die Methoden der Motivierung

Widmen wir uns nun der Frage, wie man bei der Motivierung eines Klienten oder einer Klientin konkret vorgeht, welche Strategien der Motivierung man jeweils anwendet.
Im Wesentlichen kann man zwei Arten von Strategien unterscheiden:

- Motivierung im Therapiegespräch: Gesprächsstrategien;
- Motivierung durch spezifische Techniken: spezielle Motivierungsstrategien.

Gesprächsstrategien Der Therapeut kann versuchen, den Klienten zu motivieren, indem er immer wieder auf Kosten hinweist, die ein Klient hat; er kann ihn für realisierte Veränderungen loben usw. Solche Vorgehensweisen wollen wir als »Gesprächsstrategien« bezeichnen.
Der Therapeut »streut« hier sozusagen motivierende Interventionen »in den Gesprächsverlauf ein«. Auf diese Weise kann er für eine Aufrechterhaltung oder eine Steigerung der Motivation sorgen, während der Klient sich um die Klärung eines Ziels bemüht oder während er ein Schema bearbeitet. Solche Strategien sind sehr nützlich, da sie immer wieder die Compliance des Klienten erhöhen und so für eine Aufrechterhaltung des Therapieprozesses sorgen.
Motivierungsstrategien Man kann die Motivierung der Klienten auch durch spezielle Strategien steigern. In dem Fall setzt man explizit eine Technik ein, die im Wesentlichen dazu dient, die Änderungsmotivation zu steigern. Der Therapeut oder die Beraterin »schert damit aus dem normalen Therapiegespräch aus« und wechselt in einen anderen Modus: Damit wird dem Thema Motivation explizit Aufmerksamkeit geschenkt.
Sinnvoll ist dies vor allem dann, wenn es nötig erscheint, die Motivation der Klienten sehr deutlich und nachhaltig zu stärken, z. B. vor einer schwierigen therapeutischen Aufgabe. Man kann solche Strategien vor allem dann anwenden, wenn es nötig erscheint, dass jemand »den

Rubikon überschreiten« und eine explizite Entscheidung für eine Veränderung treffen soll. Die in diesem Buch behandelten Techniken des Ein-Personen-Rollenspiels und der Pro-und-Kontra-Diskussion eignen sich gerade für diesen Zweck ausgezeichnet.

Ziele, Motivierung und Strategien

Eine wesentliche Frage ist nun, welche Strategien man besonders gut für welche Ziele und welche Arten von Motivierung verwenden kann. Im Grunde kann man Gesprächstechniken und spezielle Motivierungstechniken zur Entwicklung sowohl kurz- als auch langfristiger Ziele sowie zur Mikro- wie zur Makroaktivierung anwenden. Will man Ziele klären, entwickeln und elaborieren, dann eignen sich jedoch meist Gesprächstechniken (insbesondere Klärungstechniken) besonders gut. Auch zur Mikromotivierung sind Gesprächstechniken gut geeignet. Durch Gesprächsstrategien kann man dem Klienten

- immer wieder deutlich machen, dass er Kosten hat und dass er jetzt bestimmte Dinge tun muss, wenn der die Kosten reduzieren will;
- immer wieder klarmachen, was er gewinnt, wenn er sich ändert, und dass er jetzt bestimmte Dinge tun muss, um seine Ziele zu erreichen.

Will man dagegen einen Klienten dazu bewegen, grundsätzlich etwas gegen seine Kosten zu tun oder Gewinne anzustreben, will man jemanden zu einer grundlegenden Entscheidung bringen, dann eignen sich spezielle Motivationstechniken besonders gut.

Motivierende Interventionen, die man in einen Gesprächsverlauf »einbettet«, bewirken die kleinere »Motivationsdosis«: Man muss viele davon geben, um eine Wirkung zu erhalten, man kann sie dafür aber gut verteilen und kann andere therapeutische Strategien gut unterstützen. Spezielle motivationale Strategien erzeugen starke »Motivationsschübe«, die man manchmal braucht, bevor man schwierige therapeutische Strategien in Angriff nimmt, insbesondere dann, wenn es darum geht, eine Entscheidung einzuleiten.

Das Rubikon-Modell

Wir möchten nun die im Psychotherapie- und Beratungsprozess auftretenden Motivationsprobleme von Klienten systematisch ableiten. Dazu verwenden wir ein Motivationsmodell, das sich unseres Erachtens dazu gut eignet: das Rubikon-Modell. Aus diesem lassen sich drei Arten grundlegender Probleme ableiten: Probleme durch »Motivationsblockaden«, Probleme durch mangelnde Motivation sowie durch Hindernisse bei der Umsetzung.

Um das Problem der mangelnden Änderungsmotivation zu verstehen, ist es hilfreich, ein Modell heranzuziehen, an dem man sowohl die grundlegenden Probleme als auch die möglichen therapeutischen Lösungsansätze exemplarisch deutlich machen kann. Ein motivationstheoretisches Modell, das sich dazu hervorragend eignet, ist das Rubikon-Modell der Handlungsphasen (Achtziger & Gollwitzer 2018, 2009; Gollwitzer 1993; Heckhausen u.a. 1987; Kuhl 2001). Wir möchten hier eine vereinfachte Version des Modells verwenden, um solche Aspekte des Prozesses herauszuarbeiten, die für einen therapeutischen oder beraterischen Motivierungsprozess von Bedeutung sind.

Drei Phasen motivierten Verhaltens:
1. Motivierung
2. Entscheidung
3. Umsetzung

Im Zentrum des Rubikon-Modells steht die Annahme, dass sich motiviertes Verhalten in Phasen unterteilen lässt, die ganz unterschiedlichen psychologischen Prinzipien unterliegen. Das Rubikon-Modell ist also ein Phasen-Modell, das im Wesentlichen drei Phasen umfasst:

Motivierungsphase Diese Phase definiert sich vor allem durch die Leitfrage: Was möchte ich bzw. was möchte ich nicht? Welche Ziele erscheinen mir erstrebenswert? Wie wahrscheinlich ist es, dass ich meine Ziele erreiche? Im Allgemeinen wird die Unentschlossenheit, die in dieser Phase noch herrscht, von den meisten Menschen als mindestens leicht aversiv empfunden (Taylor & Gollwitzer 1995). Daher stellt sich, je länger Menschen abwägen, mit der Zeit eine »Fazit-Tendenz« ein, die darauf hinausläuft, den Prozess des Abwägens zu beenden, eine Entscheidung zu treffen und sich damit verpflichtend an ein Ziel zu binden.

Entscheidungsphase Diese Phase definiert sich vor allem durch die Leitfrage: Wofür entscheide ich mich bzw. was will ich? Mit der Intentionsbildung überschreitet eine handelnde Person in der Metapher des

Modells den Rubikon: Ebenso wie Cäsar unwiderruflich einen Bürgerkrieg auslöste, indem er mit seinen Truppen den Rubikon überschritt, ist eine Person an ein Ziel gebunden, wenn sie dieses Ziel auswählt und sich fest und verpflichtend daran bindet. Eine Ablösung von dem Ziel ist zwar nicht unmöglich, aber nur um den Preis hoher psychologischer Kosten realisierbar (mit »Verlusten« sozusagen; man fragt sich fast ein Vierteljahrhundert nach der Formulierung des Modells, ob nicht eine weniger martialische Metapher angebracht gewesen wäre).

Umsetzungsphase Diese Phase definiert sich vor allem durch die Leitfrage: Wie setze ich das, was ich will (wofür ich mich entschieden habe), in die Realität um? Zur Zeit der Formulierung des Modells war es eine aufregende neue Erkenntnis, dass aus der Tatsache, dass ein Ziel hoch attraktiv ist und realisierbar erscheint, nicht auch (quasi automatisch) dessen Verwirklichung folgt. Vielmehr kann man feststellen, dass Menschen zuweilen auch die Verfolgung attraktiver und erreichbarer Ziele brachliegen lassen. Die Realisierung von Zielen gelingt nur dann, wenn Personen geeignete Handlungskontrollstrategien zur Verfügung stehen (Goschke 2002; Kuhl 1996, 1998).

ABBILDUNG 3
Das Rubikon-Modell der Motivation

Motivation	Entscheidung	Volition
• Was möchte ich? • Was möchte ich nicht? ⟶ Entwickeln und Klären von ↗ • Vermeidungszielen • Annäherungszielen Probleme dabei sind: • Alienation • Schemata	Entscheidung ↓ Entschlossenheit →	• Wie setze ich die Ziele um? • Welche Hindernisse gibt es? • Wie überwinde ich die Hindernisse? • Sind die Ziele realisierbar?
① Was möchte ich? ↑ ⑤ Welche alternativen Ziele kann ich entwickeln? ⟵	② Entscheidung →	③ Sind Ziele realisierbar? ④ → ja → Umsetzung ↓ nein

Motivierungsphase

Allgemein geht es in der Motivierungsphase darum, herauszufinden, was man wirklich möchte und was nicht und welche Ziele erreichbar sind. Im Hinblick auf eine Makromotivierung geht es zum einen um die Klärung von Annäherungszielen, also um Fragen wie:

Motivierungsphase: nüchterne Bestandsaufnahme von Lebenszielen, deren Wünschbarkeit und Erreichbarkeit

- Welche relevanten Motive habe ich?
- Was möchte ich?
- Was ist mir wichtig?
- Was wünsche ich mir?
- Welche Ziele leiten sich aus meinen Motiven ab?
- Die Erreichung welcher Ziele würde mich zufrieden machen?

Welche zentralen Lebensziele (z. B. in den Bereichen Partnerschaft, Beruf, Familie, Freizeit, Gesundheit usw.) habe ich? Vor allem: Welche relevanten Therapie- bzw. Beratungsziele leiten sich aus meinen Motiven und Lebenszielen ab?

- Was sind meine Annäherungsziele, was will ich (in der und durch die Therapie oder Beratung) erreichen?
- Sind diese Ziele mit meinen relevanten Motiven kompatibel?
- Was möchte ich nicht?
- Welche Effekte will ich nicht?
- Welche Effekte würden meinen Motiven zuwiderlaufen?
- Welche Effekte würden mich unzufrieden machen?

Und letztlich: Bei welchen dieser Ziele besteht eine ausreichend hohe Wahrscheinlichkeit, dass ich sie aus eigener Anstrengung erreichen kann? Auf einer Makroebene geht es um die Klärung übergreifender Ziele von Therapie oder Beratung. Im Hinblick auf eine Gewinn-Motivation geht es dabei um Fragen wie:

- Was will ich durch die Therapie oder Beratung erreichen?
- Welche Effekte will ich erzielen?
- Welche (kurzfristigen und langfristigen) Folgen will ich erzielen?
- Welche Zustände werden die Effekte in mir auslösen?

Im Hinblick auf Kosten-Reduktionsmotivation sind hier Fragen relevant wie:

- Welche Kosten habe ich durch mein System?
- Warum will ich diese Kosten nicht?
- Welche Kosten will ich reduzieren?

Auf einer Mikroebene kann es um Fragen gehen wie:

- Was gewinne ich, wenn ich mich jetzt meinen Problemen stelle?
- Wie komme ich weiter, wenn ich die Frage des Therapeuten bzw. Beraters nun beantworte?

Diese Motivierungsphase gilt somit der Klärung des »Was möchte ich?« (oder: »Was möchte ich nicht?«) – hier bleibt die Person jedoch noch unverbindlich. Sie wägt ab und bestimmt, was für sie wichtig wäre; sie trifft aber noch keine Entscheidung.

Deshalb gilt: Solange die Person sich in dieser Phase aufhält, »steht sie noch nicht hinter dem«, was sie möchte, sie ist noch keineswegs »entschlossen« – noch gilt es zu klären, was man möchte, und damit auch, was man könnte; noch ist alles offen.

Im Therapie- oder Beratungsprozess geht es nun um die Klärung solcher Fragen. Man muss sich als Therapeut und Beraterin klarmachen, dass Klienten und Klientinnen, insbesondere bei komplexen Problemen, solche Fragen zu Beginn der Therapie noch gar nicht beantworten können (vgl. Püschel 2006). Sie wissen noch gar nicht definitiv, was sie durch Therapie erreichen wollen (daher ist der Sinn eines »goal-attainment-scaling« zu Therapiebeginn oft zweifelhaft!), sondern diese Ziele kristallisieren sich oft erst im Laufe der beraterischen oder therapeutischen Klärungsarbeit heraus.

Keine Veränderungsmotivation ohne Ziele

Die Herausarbeitung solcher Ziele ist jedoch die Voraussetzung für eine Entscheidung und für die folgende Umsetzung der Entscheidung. Ohne therapeutische Ziele gibt es keine Veränderungsmotivation. Solange ein Klient die eigenen Probleme noch nicht wirklich versteht, kann er auch kaum Ideen darüber entwickeln, wie eine Lösung aussehen könnte; ohne dass er sich systematisch mit den eigenen Wünschen auseinandergesetzt hat, weiß er oft noch gar nicht, was er wirklich will. Daher entwickeln sich Ziele, die auf seinen Motiven basieren und die »an der Realität des Klienten geprüft sind«, in aller Regel erst im Verlauf der Therapie.

Im Prozess analysiert man natürlich nicht bei jeder Intervention ausführlich, was dafür oder dagegen spricht, ihr zu folgen. Vielmehr geht es auf der Mikroebene eher darum, dem Klienten einleuchten zu lassen,

- dass es (im Augenblick mehr oder weniger klare und mehr oder weniger elaborierte Vermeidungs- und/oder Annäherungs-) Ziele gibt, die zu verfolgen es sich lohnt;
- dass es notwendig ist, bestimmten Interventionen zu folgen, wenn man diese Ziele erreichen will.

Anders gesagt: Eine Mikromotivierung setzt eine (zumindest minimal geklärte, zumindest vorläufige) Makromotivierung voraus. Und: Je besser, klarer und elaborierter eine Makromotivierung ist, desto besser kann auch die Mikromotivierung sein.

Entscheidungsphase

Aus der Entscheidung wächst Entschlossenheit.

In der Entscheidungsphase trifft die Person dann eine für sie selbst bindende Entscheidung, sie hat damit »den Rubikon überschritten«. Von dem, was sie möchte und könnte, entscheidet sie sich nun für eine Alternative. Sie legt sich auf einen Wunsch fest, der damit zu einem konkreten und expliziten Ziel wird. Sie ist damit in einem Zustand, in dem sie nicht nur weiß, was sie möchte, sondern in dem sie auch weiß, was sie will. Mit der Entscheidung wird sie entschlossen, dieses Ziel nun zu verfolgen – und zwar auch angesichts von Schwierigkeiten, Widerständen und Hindernissen! Damit ist die Person nunmehr auch bereit, für die Zielverfolgung Energie und Anstrengung zu mobilisieren: Probleme bringen sie nicht vom Ziel ab, sondern mobilisieren eine vermehrte Anstrengung, das Ziel zu erreichen.

Entschlossenheit ist ein Kontinuum.

Allerdings muss man davon ausgehen, dass »Entschlossenheit« kein Alles-oder-nichts-Phänomen ist, sondern von einer eher »schlappen Entschlossenheit« bis zu »massiver Entschlossenheit« reichen kann. Je »entschlossener« eine Person ist, desto

- verbindlicher sind nun die gewählten Ziele für sie;
- mehr Anstrengung wird sie für ihre Erreichung mobilisieren;
- weniger wird sie sich durch Hindernisse und Schwierigkeiten von dem Ziel abbringen lassen;
- mehr ist sie nach der Entscheidung konfliktfrei. Sie zieht keine Alternativen mehr in Betracht, stellt die Entscheidung nicht mehr infrage, sondern »steht zu der Entscheidung« (vgl. Brunstein 1995; Brunstein & Maier 1996; Kleinbeck 2006; Locke & Latham 1990).

Silvester-Vorsätze versus echte Entscheidungen

Wir möchten hier auch grob unterscheiden zwischen einer »Pseudo-Entscheidung« und einer »echten Entscheidung«: Bei einer Pseudo-Entscheidung »nimmt die Person sich etwas vor«, hat sich aber nicht wirklich für eine Alternative (»Ich will mich verändern«) und gegen alle anderen entschieden (»Ich will so bleiben, wie ich bin«) und ist so auch nicht wirklich entschlossen, dazu notwendige Handlungen auszuführen. Damit ist sie nicht konfliktfrei, mobilisiert nicht viel Energie und lässt sich schnell vom Ziel abbringen. Wie Kuhl (1983) sagt, ist die Person »auf der Ebene von Silvestervorsätzen«.

Bei »echten Entscheidungen« hingegen will die Person ein Ziel wirklich erreichen und ist dazu fest entschlossen. Dadurch kommt für sie auch nur noch eine Alternative infrage (»Ich will diese Veränderung auf jeden Fall«), alle anderen werden verworfen (»Auf keinen Fall will ich so bleiben, wie ich bin«). Damit wird die Person konfliktfrei und mobilisiert Energie; sie geht Hindernisse aktiv an und lässt sich nicht vom Weg abbringen.

Auch im Beratungs- oder Therapieprozess ist es notwendig, dass ein Klient bezüglich der Veränderungsziele bindende Entscheidungen trifft. Das wird oft von Therapeutinnen und Beratenden vergessen; sie arbeiten oft mit Klienten eine solche Entscheidung gar nicht explizit heraus. Genau das ist aber erforderlich. Klienten dürfen motivational nicht im Zustand von »Ich könnte mal etwas ändern« bleiben! Vielmehr müssen sie in den Modus übergehen, der gekennzeichnet ist durch ein: »Ich will die Veränderung auf jeden Fall!«

Änderungsmotivation bedeutet eigentlich: Änderungsentschlossenheit!

Die Klienten müssen vom Motivations- in den Entscheidungszustand übergehen. Und wenn sie das im Laufe der Therapie oder Beratung nicht von sich aus tun, dann sollte die Therapeutin bzw. der Berater einen solchen Übergang explizit anregen (siehe unten)!

Es ist wichtig, dass eine Person sich für ein Vermeidungs- und/oder ein Annäherungsziel auf der Makroebene entscheidet. Ist das klar, dann kann sie sich auch auf der Mikroebene dafür entscheiden, sich z. B. auf eine therapeutische Strategie einzulassen, etwa auf ein Ein-Personen-Rollenspiel zur Bearbeitung eines dysfunktionalen Schemas, ‚oder dafür, einer unserer Fragen zu folgen, selbst wenn diese dazu führt, sich unangenehmen Erkenntnissen zu stellen.

Ist eine Klientin auf der Makroebene entschlossen, dann kann sie auch auf der Mikroebene den Zustand von »Ich könnte mal XY machen« oder »Es wäre gut, mal XY zu tun« verlassen und übergehen in den Zustand von »Ich will jetzt XY tun« oder »Ich will mich jetzt den Inhalten XY stellen, koste es, was es wolle«.

Umsetzungsphase

Volition: Umsetzung in die Realität

In der Volitionsphase geht es dann darum, die getroffene Entscheidung »in die Tat umzusetzen«, also in einen handlungsorientierten Modus überzugehen und daran zu arbeiten, wie, durch welche Strategien, sich das Ziel erreichen lässt. Hier finden keine Klärungen von Motiven oder Erwägungen über Entscheidungen mehr statt, sondern hier geht es um eine Umsetzung der Entscheidung »in die Realität«. Auch dies ist in Beratung und Therapie wichtig: dass wir und der Klient sich in dieser Phase immer vergegenwärtigen:

- Was will der Klient nun umsetzen?
- Was kann die Klientin tun, um ihre Entschlossenheit aufrechtzuerhalten oder zu verstärken?
- Wie steht sie Frustrationen durch, wie geht sie mit Barrieren und Hindernissen um und wie kann verhindert werden, dass diese Aspekte die Entschlossenheit beeinträchtigen?

Auch hier gilt: Je stärker eine Person wirklich entschlossen ist, etwas zu erreichen, je stärker sie etwas »wirklich will«, umso

- ausdauernder wird sie an der Realisierung arbeiten;
- mehr Anstrengung wird sie in die Realisierung investieren;
- stärker wird sie sich mit Hindernissen auseinandersetzen und versuchen, sie zu überwinden;
- mehr wird sie Frustrationen ertragen und sich von ihnen nicht unterkriegen lassen.

Und wiederum gilt: Je stärker eine Person entschlossen ist, desto mehr wird all dies auch auf der Mikroebene von Psychotherapie und Beratung gelten. Auch hier bleibt sie dann geduldig »am Ball«, lässt sich nicht durch Hindernisse abschrecken und folgt eher der Devise: »Das Ganze noch mal von vorn.«

Zurückfallen hinter den Rubikon

In der ursprünglichen Fassung des Rubikon-Modells war ein Rückschritt von der Verwirklichungs- in die Entscheidungsphase nicht vorgesehen. Einmal getroffene Entscheidungen für ein Ziel können nicht revidiert werden, so wenig wie Cäsar die Kriegserklärung an den römischen Senat rückgängig machen konnte, nachdem er den Rubikon überschritten hatte. Tatsächlich kann man jedoch nicht selten beobachten, dass Menschen, auch wenn sie einen für sich bindenden Entschluss gefasst haben, nach Stunden, Tagen oder Wochen Zweifel bekommen und ihre Entscheidung wieder infrage stellen. Die Entschlusskraft, die durch das Treffen der Entscheidung gewonnen wurde, geht damit zunächst einmal verloren. Dieser Zustand ist im Allgemeinen sehr unangenehm: als hätte man nach mehreren Stunden auf der Autobahn bemerkt, dass man in die falsche Richtung fährt.

Alienation und das Hinterfragen einmal getroffener Entscheidungen

Trotzdem ist es manchmal notwendig und sinnvoll, einmal in Angriff genommene Ziele wieder aufzugeben oder zumindest infrage zu stellen, insbesondere dann, wenn sich herausstellt, dass das Ziel mit den eigenen überdauernden Motiven nicht in Einklang steht. Da sich – wie wir weiter oben beschrieben haben – nicht wenige Klientinnen und Klienten zu Beginn einer Therapie oder Beratung in einem Zustand der Alienation, der Entfremdung, befinden und daher keinen zuverlässigen Zugriff auf ihre Motive haben, ist die Wahrscheinlichkeit, dass sie sich zunächst an motivkongruente Ziele binden, recht hoch. Ein Zurückfallen hinter den Rubikon kann daher ein Anzeichen dafür sein, dass Klienten im Laufe der Therapie oder Beratung einen zunehmend besseren Zugang zu ihrem Motivsystem finden und überholte Zielwahlen infrage stellen können.

Umgekehrt kann ein Anzweifeln der eigenen Ziele jedoch auch Ausdruck einer überdauernden Alienation sein. Wenn man keinen Zugang zu seinen Motiven hat, fehlt das »gute Gefühl«, das einer Entscheidung Dauerhaftigkeit verleihen kann. Für alienierte Personen sind ganz unterschiedliche Ziele gleichermaßen farb- und bedeutungslos und können daher in gleicher Form angezweifelt werden.

Das Zurückfallen hinter den Rubikon kann in beiden Fällen therapeutisch genutzt werden. Wenn es ein Anzeichen für eine zunehmende Klärung der Motivstruktur ist, ergibt sich die Möglichkeit, sich »falscher« Ziele und Introjekte zu entledigen und authentische Therapie- bzw. Beratungsziele zu bilden. Sollte es ein Anzeichen für chronische Alienation sein, dann ist dies ein deutlicher Hinweis für die Behandler- bzw. Beraterseite, dass die Alienation weiter bearbeitet werden muss.

Motivationsblockaden, Motivationsmangel und Volitionsprobleme

In diesem Kapitel führen wir aus, welche Arten von Gründen es für Motivationsblockaden, Motivationsmangel und Volitionsprobleme gibt. Diese genaueren Definitionen sollen es den Therapeutinnen und Beratern ermöglichen, die Probleme besser zu klären und zu spezifizieren, und sie sollen es erleichtern, für die betreffenden Probleme spezifische therapeutische bzw. beraterische Strategien zu bestimmen.

Betrachtet man das Rubikon-Modell, dann ist es möglich, Motivationsprobleme grob in drei Klassen von Problemen aufzuteilen:

Motivationsblockaden Hier gibt es bei einer Person psychische Faktoren, die die Änderungsmotivation beeinträchtigen. So bewirken unklare Ziele, dass eine Person sich gar nicht klar darüber sein kann, was sie wirklich möchte; deshalb kann sie sich auch nicht für Ziele entscheiden. Alienation als eine generelle Schwierigkeit, Zugang zu Motiven zu bekommen, behindert ebenfalls eine solche Klärung. Hier entstehen die Voraussetzungen für die Entwicklung von Motivation erst gar nicht.

Mangelnde Motivation im engeren Sinne: Hier weist eine Person eine zu schwache Änderungstendenz auf. Sie sieht z. B. keine ausreichenden Anreize für eine Veränderung, keine zu hohen Kosten, sie entwickelt keine ausreichende Entschlossenheit, Ziele zu verfolgen.

Volitionsprobleme machen sich dann bemerkbar, wenn eine Person eine klare Vorstellung von dem Ziel hat, das sie erreichen will, hoch motiviert ist, dieses Ziel zu erreichen, und trotzdem dabei nicht vorankommt. Und zwar, weil sie nicht weiß, wie sie »es anpacken« soll, immer wieder durch Versuchungen abgelenkt wird, das Ziel aus den Augen verliert, sich von Rückschlägen entmutigen lässt usw.

Im Falle von Motivationsblockaden kann man keine Techniken zur Steigerung von Motivation einsetzen: Denn was sich erst gar nicht entwickelt hat (oder blockiert ist), kann nicht gesteigert werden. Vielmehr muss man hier therapeutisch bzw. beraterisch daran arbeiten, die hinderlichen Faktoren abzubauen.

Im Fall von mangelnder Motivation geht es um »Motivationssteigerung« im eigentlichen Sinne, also um die Frage, was Therapeuten und Beraterinnen konkret tun können, um die Motivation der betreffenden Person auf der Mikro- oder Makroebene zu fördern.

Sollte die Zielverfolgung durch Volitionsprobleme ins Stocken kommen, kann therapeutisch versucht werden, dem Klienten grundlegende Handlungskontrollstrategien zu vermitteln.

Unklare Kosten und Ziele

Eine wesentliche Motivationsblockade, die man auf der Motivierungsebene des Rubikon-Modells lokalisieren kann, ist die Unklarheit von Kosten und Zielen.

Einem Klienten können sowohl die Kosten als auch die Ziele unklar sein. Das bedeutet, er weiß weder (genau), was er überhaupt verändern möchte, noch, welche Zustände er anstreben soll. Dadurch entsteht eine Blockade der Motivation: Hat jemand keine (klaren) Ziele, so kann er auch keine anstreben und sich auch nicht für ein Ziel entscheiden.

Im Hinblick auf Vermeidungsmotivation kann einer Person unklar sein, dass sie überhaupt Kosten hat: weil sie die Kosten nicht (in ausreichendem Maße) wahrnimmt, sie nicht ernst nimmt. Oder weil sie sie sich »schönrechnet«, sich vormacht, sie existierten gar nicht oder seien »harmlos«; oder sie redet sich selbst ein, sie »könne sie aushalten« und »mit ihnen leben«. Sie kann aber auch vermeiden, die Kosten mit ihrem Motivationssystem »abzugleichen«. Dann erkennt sie gar nicht, in welchem Ausmaß diese Kosten ihren Motiven, ihren impliziten oder expliziten Zielen widersprechen. In solchen Fällen dürfte aus den Kosten nur eine geringe Vermeidungstendenz resultieren.

In sehr vielen Fällen ist das Problem im Hinblick auf die Annäherungsziele aber noch deutlich größer (vgl. Püschel 2006): Viele haben zu Beginn noch gar keine Vorstellung davon, welche Therapieziele sie überhaupt anstreben möchten; sie wissen nicht, welche Ziele sie überhaupt haben könnten und welche Ziele mit ihrem Motivsystem kompatibel sind. Und diese Unklarheit ist umso größer, je komplexer die Probleme sind und je komplexer damit auch die Alternativen werden. Das Ziel ist wohl bei einer Fahrstuhl-Phobie noch leicht bestimmbar, auf keinen Fall aber bei einer Persönlichkeitsstörung. Je stärker ein Problem in der Person des Klienten »verankert« ist, je mehr Bereiche der Person es betrifft, je existenziell wichtiger es ist, desto schwieriger sind dazu wirklich tragfähige Alternativen zu finden (also Alternativen, die sowohl »in das System der Person passen« als auch mit dem Realitätsausschnitt, in dem sie lebt, kompatibel sind).

Bei komplexen Problemen ergeben sich die Ziele nicht mehr »von selbst«, sondern sie müssen von den Klientinnen und Klienten oft mühsam, Schritt für Schritt, therapeutisch erarbeitet werden. Und damit gilt auch:

- Komplexe Ziele sind meist nicht zu Beratungs- oder Therapiebeginn klar und können daher auch zu Beginn gar nicht sinnvoll festgelegt werden. Komplexe Ziele müssen erst im Prozess erarbeitet werden. Dazu sind komplexe Klärungsprozesse erforderlich, die Zeit brauchen.
- Je besser jemand ein Problem und die relevanten Problem-Determinanten sowie seine Motive verstanden hat, desto besser kann er tragfähige Therapieziele entwickeln.

Das bedeutet aber auch, dass

- Klienten und Klientinnen durchaus zu Beginn der Therapie vorläufige Ziele definieren können, an denen sie sich orientieren können;
- es auch sinnvoll ist, vorläufige Ziele zu definieren, um dem Therapie- oder Beratungsprozess »eine Richtung« zu geben;
- die ersten Ziele jedoch einer Entwicklung unterliegen und bedürfen;
- Ziele, die später in der Therapie oder Beratung verfolgt werden, nicht mit anfänglichen Zielen übereinstimmen müssen.

Andererseits ist es therapeutisch wichtig, eine Zielklärung voranzutreiben, denn man muss annehmen, dass ein Klient umso stärker (auf einer Makroebene) motiviert ist,

- je klarer und elaborierter ein Ziel ist;
- je klarer ihm ist, wie wichtig ihm das Ziel ist;
- je besser das Ziel mit seinem Motivsystem kompatibel ist und je weniger es mit anderen Motiven konfligiert.

Alienation

Alienation: Fremdsein der eigenen Motive

Ein weiterer Faktor auf der Motivierungsebene, der sich als »Motivati onsblockade« auswirkt, ist »Alienation«.

Alienation ist ein Problem, das sich negativ auf die Fähigkeit auswirkt, Ziele überhaupt klären zu können. Alienation ist ein von Kuhl und Beckmann (1994) geprägter Begriff (vgl. Baumann & Kuhl 2003; Baumann u. a. 2005; Beckmann 2006; Kuhl & Kaschel 2004; Kuhl & Kazén 1994) und bedeutet, dass eine Person einen schlechten Zugang zu ihren ureigenen Motiven hat. Die Person weiß nicht, was sie möchte oder was ihr (wirklich!) guttut. Da sie das aber nicht weiß, hat sie auch keine Präferenzen. Sie weiß schlicht nicht, was sie möchte, und kann sich deshalb auch nicht entscheiden – damit kann sie aber auch kein für sie wichtiges Ziel verbindlich verfolgen. Dies ist ein sehr grundlegendes Problem, was oft mit einer massiven Lageorientierung (im Gegensatz zur Handlungsorientierung; vgl. Kuhl 1995, 2001) und Entscheidungsschwäche einhergeht.

Keine Motivation ohne Motiv

Dadurch erschwert es die Alienation dieser Peron, im Prozess zu definieren, was sie warum stört und was sie warum erreichen will. Alienation führt zu einer Motivationsblockade. Die Klienten haben einen schlechten Zugang zu ihrem Motivsystem und haben damit Schwierigkeiten, herauszufinden, was sie genau stört bzw. was sie genau möchten.

Auch im Hinblick auf Veränderungsziele kann sich dies hinderlich auswirken: Da ein Klient gar nicht weiß, was er möchte, kann er möglicherweise auch keine Alternativen zu seinem augenblicklich problematischen Zustand angeben, kann gar keine Ziele entwickeln, für die er sich sinnvollerweise entscheiden könnte.

Eine große therapeutische Gefahr liegt hier darin, dass Personen mit hoher Alienation sich für explizite Ziele entscheiden, die sie gut kennen, die aber mit ihrem Motivsystem inkompatibel sind und deren Verfolgung zu Unzufriedenheit und massiven Folgeproblemen führen kann (Brunstein 1993, 1995, 2001; Brunstein u. a. 1995, 1998). (Diese Gefahr besteht deutlich auch dann, wenn Therapeutin und Klientin sich im Therapieprozess zu früh, vor einer eingehenden Klärung, auf Ziele festlegen; vgl. Püschel 2006.)

Motivkonflikte

Des Weiteren können Motivkonflikte bzw. Zielkonflikte eine klare Bestimmung von Zielen behindern. Auch hier entwickelt sich eine Motivationsblockade. Diesen Faktor kann man ebenfalls auf der Motivationsebene des Modells verorten.

Es kann Konflikte zwischen verschiedenen expliziten Zielen geben, die sich widersprechen und die man nicht gleichzeitig verfolgen kann (vgl. Emmons u. a. 1993). So kann eine Person z. B. gleichzeitig das Ziel haben, Karriere zu machen und erfolgreich zu sein, und das Ziel, viel Zeit für sich zu haben, eigenen Hobbys nachzugehen usw. Da man Zeit, ähnlich wie Geld, aber nur »einmal ausgeben« kann, stehen die beiden Ziele in Widerspruch zueinander. Kann die Person diesen Konflikt nicht auflösen, dann ist sie paralysiert und kann sich auch nicht entscheiden. Sie kann dann keines der Ziele entschieden verfolgen. Verfolgt sie ein Ziel, wird sie womöglich vorwiegend daran denken müssen, dass die anderen Ziele momentan brachliegen. Empirische Studien haben gezeigt, dass solche Zielkonflikte langfristig zu Beeinträchtigungen des emotionalen Wohlbefindens und zu körperlichen Symptomen führen (Emmons & King 1989).

Gelähmtsein durch widersprüchliche Motive bzw. Alternativen

Ein ähnliches Problem tritt ein bei Konflikten zwischen zwei Motiven. So kann das Bedürfnis, andere Menschen zu beeinflussen und zu dominieren, durchaus in Konflikt mit dem Bedürfnis nach wechselseitig guten, harmonischen Beziehungen geraten und nicht nur ein motivationales Patt, sondern in der Folge auch emotionale Beeinträchtigungen hervorrufen (vgl. McAdams u. a. 1984). Letztlich können Konflikte zwischen einem expliziten Ziel (z. B. hoch leistungsorientiert und erfolgreich sein) und einem impliziten Motiv (z. B. Zeit mit anderen verbringen, sich um andere kümmern; vgl. McClelland u. a. 1989; Püschel & Sachse 2009) entstehen. Solche Konflikte zwischen dem bewussten Zielstreben und unbewussten emotionalen Bedürfnissen beeinträchtigen ebenfalls das emotionale Wohlbefinden und sind insbesondere mit der Entwicklung depressiver Symptome in Verbindung gebracht worden. Wenn es nicht gelingt, sie aufzulösen, führen sie auf lange Sicht oft zu einer Entscheidungsparalyse und hemmen damit die Verfolgung sinnvoller und erfüllender Ziele (Kuhl 2001; McClelland u. a. 1989; Püschel & Sachse 2009). Auch Entscheidungen zwischen Veränderungszielen können davon betroffen sein: Eine Klientin kann keine Alternative zu ihrem Problem benennen, weil sie durch die Existenz verschiedener Alternativen paralysiert ist.

Angst vor Risiken

Eine Motivationsblockade, die man auf der Entscheidungsebene des Rubikon-Modells verorten kann, ist die »Angst vor Risiken«. Es ist eine wichtige psychologische Erkenntnis, dass man keine Entscheidung unter der Bedingung absoluter Sicherheit treffen kann. Niemals kann man alle möglichen Alternativen erkennen und alle aus einer Entscheidung resultierenden Konsequenzen voraussehen; niemals kann man Gewinne und Kosten valide abschätzen.

Jede Entscheidung hat auch Kosten.

Eine weitere wichtige psychologische Erkenntnis ist, dass jede Entscheidung Kosten hat: Wenn ich mich für A entscheide, habe ich B nicht; mit der Entscheidung für A erwarten mich nicht nur Gewinne, sondern auch die Nachteile von A usw. Und es ist damit oft nicht nur schwer abzuschätzen, welche Gewinne mir letztlich mehr bringen, sondern auch, mit welchen Kosten ich langfristig besser leben kann. Diese Unsicherheiten können wiederum die Entscheidung erschweren.

Eine Person kann aber auch Angst vor Risiken haben, kann (sehr) unangenehme Konsequenzen bei »falschen« Entscheidungen antizipieren und geht damit womöglich das Risiko ein, sich gar nicht zu entscheiden. Manche warten dann auch auf den »Erlöser«, der ihnen die Entscheidung abnimmt oder der ihnen eine »kostenfreie dritte Alternative« aufzeigt (Sachse 2016).

Oft entscheiden sich Personen auch deshalb nicht, weil sie an dieser Stelle ein Scheitern antizipieren. Sie nehmen an, dass sie nicht über genügend Kompetenzen oder »Selbsteffizienz« verfügen, um Ziele in der Realität erreichen, um Hindernisse überwinden und um Schwierigkeiten meistern zu können. Sie entscheiden sich gar nicht erst, weil sie glauben: »Das klappt ja sowieso nicht«, »Das geht ja eh wieder schief«. Solche Antizipationen sind oft »Entscheidungskiller«: Man verfolgt bestimmte Ziele gar nicht erst, weil man von einem Scheitern ausgeht.

Die Angst vor falschen Entscheidungen, vor einem Versagen und den daraus resultierenden Konsequenzen sind in Beratung und Therapie häufige Gründe, warum Klienten sich nicht für ein Ziel entscheiden bzw. es nicht konsequent umsetzen. An dieser Stelle kann der Prozess dann »hängen«, da die Angst vor Risiken eine wichtige Motivationsblockade bildet.

Dysfunktionale Schemata

In manchen Fällen können sich Menschen auch deshalb nicht für die Verfolgung funktionaler, sinnvoller Ziele entscheiden, weil dysfunktionale Schemata sie davon abhalten. Diese Motivationsblockade lässt sich damit auf der Entscheidungsebene des Modells lokalisieren. Schemata dieser Art sind z. B.:

- »Ich bin ein Versager.«
- »Ich bewirke in der Realität nichts.«
- »Wenn ich mich wehre, wird alles schlimmer.«

Die jeweils aktuellen Einschätzungen der Person, ob sie etwas schaffen wird, ob sie Hindernisse wird beseitigen können, ob sie ein Ziel mit vertretbarem Aufwand erreichen kann usw., werden oft von dysfunktionalen Schemata sehr stark determiniert und dadurch negativ »voreingestellt«. Auf diese Weise stellen dysfunktionale Schemata unter Umständen wesentliche Motivationsblockaden dar. So kann jemand z. B. sein Ziel, selbstständig zu werden und sich zu emanzipieren (was er eigentlich möchte), nicht umsetzen, weil er normative Schemata aufweist, die ihm sagen, er dürfe »nicht egoistisch« sein, müsse »anderen dankbar« sein, müsse »sich kümmern« u. a.
Auf diese Weise wirken sich dysfunktionale Schemata manchmal doppelt nachteilig aus: Sie verursachen den Klientinnen und Klienten Probleme und, da sie Entscheidungen für Alternativen behindern, verhindern sie darüber hinaus auch noch die Lösung dieser Probleme. Wir müssen diese Mechanismen gut verstehen, analysieren und mit den Betroffenen klären.

Ambivalenzen und Vermeidung

Ein Faktor, der eine starke Motivationsblockade erzeugen und auf allen Ebenen des Rubikon-Modells in Erscheinung treten kann, ist die Existenz von Ambivalenzen und Vermeidung. Sie können ein entscheidender Grund sein, der eine Person daran hindert, sich wirklich zu entscheiden, also von einem Zustand des »Ich möchte« zu einem des »Ich will« überzugehen. Mit der Entscheidung für ein Ziel sind zwar positive Aspekte verbunden, aber auch viele Kosten. Ambivalenzen und Vermeidung beeinträchtigen aber auch Klärungsprozesse auf der Motivebene und Umsetzungsprozesse auf der Volitionsebene.
Wie wir gesehen haben, kann es keine Entscheidung ohne Kosten geben. Dies können die Betroffenen aber hartnäckig glauben, wodurch sie die »dritte Alternative« suchen: die, die sie nichts kostet, die nur Gewinne bringt, die nicht anstrengend ist usw. Und oft hoffen sie darauf, dass Therapeutinnen oder Berater ihnen diese »dritte Alternative« aufzeigen (dafür sind sie doch schließlich Experten!). Warten sie auf eine derartige

»Erlösung«, dann entscheiden sie sich eben nicht für das aktive Vorgehen einer Veränderung: Sie verharren in einer Art »Wartestand«.

Ambivalenzen sind jedoch nie zu vermeiden: Jede Veränderung, selbst wenn sie viele Gewinne mit sich bringt, ist auch kostspielig; das führt dazu, dass man etwas verliert, es ist anstrengend, mit Risiken verbunden usw. Es gibt keine Veränderungsprozesse ohne Ambivalenzen. Daher gilt: Es gibt eine Annäherungstendenz (also eine Tendenz in Richtung auf Veränderung), die sich aus verschiedenen Teilkomponenten zusammensetzt, z. B.

- den antizipierten Gewinnen am Ende der Therapie oder Beratung (die in deren Verlauf zunehmend klarer und elaborierter werden);
- dem unmittelbaren Gewinn, der daraus resultiert, einen Problemaspekt nun zu verstehen, ihn einschätzen oder kontrollieren zu können;
- der Tendenz, das Problem loswerden zu wollen.

Annäherungstendenz = Annäherungsmotivation + Kosten-Reduktionsmotivation

Die Annäherungstendenz ist damit die Summe von Annäherungsmotivation (= Motivation, positive Ziele zu erreichen) und Kosten-Reduktionsmotivation.

Und es gibt auch immer eine Vermeidungstendenz (also eine Tendenz weg von Veränderung in Richtung auf Stabilisierung), die aus jeweils verschiedenen Teilaspekten bestehen kann, z. B.

- der Tendenz, Anstrengung zu vermeiden;
- der Angst, sich unangenehmen Problemaspekten zu stellen;
- der Angst davor, die Aspekte könnten sich als zu mächtig und unlösbar erweisen.

Veränderungs-Saboteurin Vermeidungstendenz

Die Vermeidungstendenz richtet sich gegen eine Veränderung: Sie »sabotiert« Klärung, sabotiert die Mitarbeit, sabotiert die Umsetzung von Handlungen usw.

Im Modell von DOLLARD & MILLER (1950) wird angenommen, dass beide Tendenzen sich bei der Annäherung an ein ambivalentes Ziel steigern. Dies wäre im Therapie- oder Beratungsprozess z. B. die Klärung eines sehr unangenehmen Schemas. Dabei sollte die Annäherungstendenz (T_A) allerdings langsamer steigen als die Vermeidungstendenz (T_V):

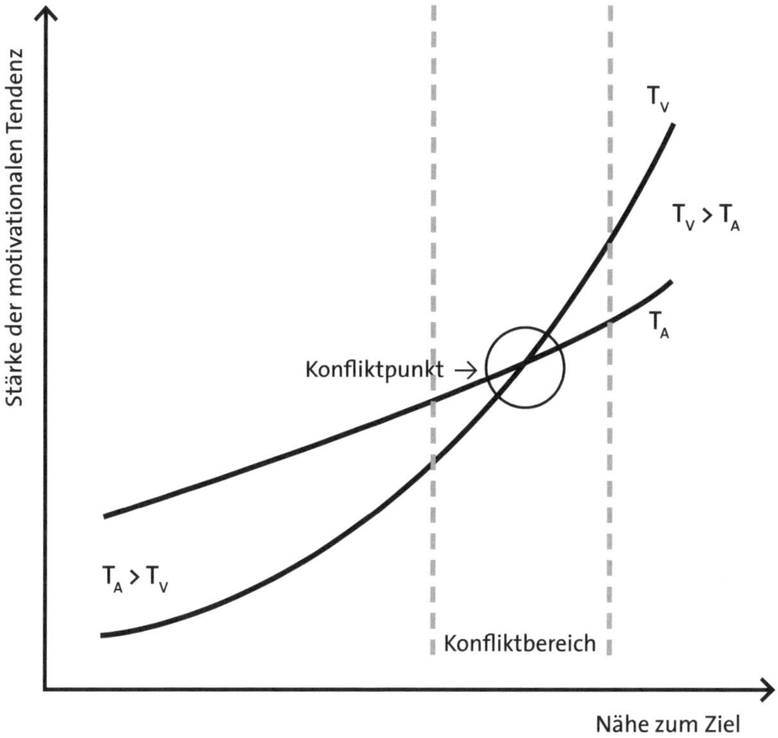

ABBILDUNG 4
Annäherungstendenz T_A und Vermeidungstendenz T_V

Beide Tendenzen schneiden sich dadurch irgendwann in dem sogenannten »Konfliktpunkt«: An diesem ist die Annäherungstendenz T_A gleich der Vermeidungstendenz T_V. Um diesen Punkt herum kann man den »Konfliktbereich« definieren: Hier nähern sich T_A und T_V bereits stark an; die Ambivalenz wird signifikant. Und dies hat, wie wir im nächsten Abschnitt ausführen, wichtige psychologische Konsequenzen.

Wir gehen davon aus (SACHSE u. a. 2011), dass ein Klärungsprozess, der sich dem Konfliktbereich annähert, bei einer Person starke Vermeidungstendenzen auslöst. Sie folgt ab da unseren Interventionen nicht mehr ohne Weiteres, sondern realisiert Vermeidungsstrategien. Für einen Therapie- oder Beratungsprozess muss man annehmen, dass Annäherungs- und Vermeidungstendenz nicht konstant sind. Vielmehr werden beide Tendenzen, abhängig von verschiedenen Faktoren, schwanken. So sollte eine Annäherungstendenz zunehmen, wenn der Person deutlich wird,

- dass ein bestimmtes Verhalten in der Therapie vorteilhaft und sinnvoll ist und (kurz- oder langfristig) Gewinne einbringt;

- dass sie durch ein Verhalten relevante Kosten signifikant senken kann;
- dass ein Verhalten wesentliche Bedingungen für eine Problemlösung schaffen kann, z. B. dazu führt, ein Problem besser zu verstehen, es besser kontrollieren zu können usw.;
- dass sie ein relevantes Verhalten ausführen kann, dass sie eine Aufgabe bewältigen kann;
- dass sich ein Zustand bereits bessert.

Dagegen sollte eine Vermeidungstendenz z. B. zunehmen, wenn jemand

- aktuell befürchtet, nun auf unangenehme Inhalte zu stoßen, denen er nicht gewachsen ist, die extrem peinlich sind oder die ihn stark abwerten;
- aktuell befürchtet, dass eine Konfrontation mit einem Inhalt ihn emotional in einen desolaten Zustand bringen könnte;
- vor einer Aufgabe steht, der er sich nicht gewachsen fühlt und bei der er Angst hat, (erneut) zu scheitern;
- vor einer Aufgabe steht, die er für sehr anstrengend hält – für anstrengender, als er an Anstrengung aufzubringen bereit ist.

Es gibt keine Veränderungsprozesse ohne Ambivalenzen.

Vermeidungstendenzen blockieren den Therapie- und Beratungsprozess, sind aber prinzipiell nicht vermeidbar. Daher ist es für uns wichtig, konstruktiv mit ihnen umzugehen und sie so langsam, aber stetig zu reduzieren.

Motivationsmangel

Motivinkompatible Ziele

Eigene versus fremde, übernommene Ziele

Ein wesentlicher Faktor, der einen Motivationsmangel bedingt und den man auf der Motivationsebene des Rubikon-Modells lokalisieren kann, ist die Existenz motivinkompatibler Ziele. Ziele, die jemand verfolgt, können von wesentlichen Bezugspersonen übernommen worden sein und sind damit nicht »aus den eigenen Motiven abgeleitet«. Sie sind damit nicht mit dem eigenen Motivsystem »kompatibel« und wirken damit auch nicht wirklich motivierend.

In einem psychotherapeutischen oder beraterischen Prozess wird man einen Klienten nur dann zum Verfolgen seiner Beratungs- oder Therapieziele motivieren können, wenn diese genügend Anreize für seine individuelle Motivstruktur bieten. Nehmen wir zum Beispiel an, eine Klientin verfügt über ein starkes Anschluss-/Intimitätsmotiv, das durch starke (biografisch begründete) normative Schemata wie etwa »Ich muss immer hundert Prozent Leistung zeigen« in den Hintergrund gedrängt wurde. Zielt die Therapie darauf ab, sie wieder »fit« für ihren Beruf als Managerin zu machen, dann entspricht dieses Ziel zwar ihrem normativen Schema, womöglich aber nicht ihrer Motivstruktur. In der Folge wäre zu erwarten, dass sie oberflächlich hoch motiviert erscheint, sich in schwierigen Phasen jedoch nicht recht konzentrieren kann, abgelenkt erscheint, ein kaum benennbares Unlustgefühl verspürt, Termine vergisst usw. Man wird Menschen schwerlich für eine Therapie oder Beratung motivieren können, wenn die Ziele dort nur Fortsetzungen elterlicher Introjekte sind. Wenn im umgekehrten Fall die Ziele mit den Motiven der Menschen im Einklang stehen und durch diese unterstützt werden – wenn das Therapieziel in diesem Beispiel etwa darin bestünde, neben der Arbeit wieder mehr Zeit für den vernachlässigten Freundeskreis aufzubringen –, kann man eher damit rechnen, dass die Betreffenden in schwierigen Phasen »mitziehen« und sich auf den therapeutischen bzw. beraterischen Prozess einlassen.

Schließlich können Klienten an einen Punkt gelangen, an dem sie auch langfristige Lebensziele, die sie bislang mit nahezu blindem Eifer verfolgt haben, infrage und sozusagen auf den Prüfstand stellen. Aus unserer Perspektive bedeutet dies, dass sie prüfen können,

- ob ihre Ziele mit ihren Motiven in Einklang stehen, ob also die Ziele, die sie verfolgen, Anreize für ihre ureigenen Bedürfnisse bieten;
- welche Ziele sich »richtig« anfühlen, welche sie emotional »kaltlassen« oder welche Ziele eigentlich nur verfolgt werden, um negative Gefühle zu vermeiden.

Pseudo-Entscheidungen

Eines der wichtigsten Probleme bei der Verursachung von Motivationsproblemen sind sogenannte Pseudo-Entscheidungen, die man natürlich auf der Entscheidungsebene des Rubikon-Modells lokalisieren kann.

Als »Pseudo-Entscheidungen« wollen wir solche scheinbar getroffenen Entscheidungen bezeichnen, die ohne Überlegungen, Abwägungen und vor allem ohne eine energische »Ich will wirklich«-Komponente getroffen werden (vgl. Ach 1935). Kuhl (1983) spricht hier, wie gesagt, auch von »Silvestervorsätzen«, die einer Person spontan in den Sinn kommen, in der Art: »Ich könnte ja mal (jetzt gleich) mit dem Rauchen aufhören«, was aber dazu führt, dass man am Neujahrsmorgen schon wieder die erste Zigarette raucht.

Den Rubikon überschreiten: Vom Mögen, Können, Sollen zum unbedingt Wollen

Das Treffen sogenannter Pseudo-Entscheidungen ist das primäre, direkte Motivationsproblem, mit dem Therapeuten und Beraterinnen konfrontiert sind. Damit ist es ein sehr relevantes Problem mangelnder Motivation im engeren Sinne. Wir sind der Ansicht, dass ein Klient oder eine Klientin im Laufe der Therapie »den Rubikon überschreiten« sollte: Man sollte sich entscheiden, ein bestimmtes Veränderungsziel zu verfolgen. Das heißt, man sollte den Modus von »Ich möchte«, »Ich könnte« oder »Ich sollte (eigentlich)« verlassen und in den Modus von »Ich will« oder sogar von »Ich will unbedingt« übergehen.

Entschlossenheit als Kernstück von Motivierung

Das Kernstück von Motivierung im Beratungs- oder Psychotherapieprozess ist Entschlossenheit. Ein Klient muss sich entscheiden, ein bestimmtes Therapie- oder Beratungsziel wirklich erreichen zu wollen, sich dafür entscheiden, das Ziel auch wirklich zu verfolgen, sich anzustrengen und alle verfügbaren Kräfte dafür zu mobilisieren. Aus einem schlappen »Ich könnte« sollte irgendwann im Prozess ein kraftvolles »Ich will« werden. Dazu mobilisiert die Person genügend Energie, um eine Veränderung auch wirklich zu realisieren. Entschlossenheit resultiert aus einer »echten« Entscheidung mit folgenden typischen Charakteristika:

- Wenn man sich für eine Alternative entscheidet, dann gibt man dieser Priorität: Diese Alternative erhält Vorrang und alle anderen treten in den Hintergrund. Von der persönlichen Bedeutung wird die gewählte Alternative »aufgewertet« und die nicht gewählten Alternativen werden »abgewertet«. Psychologisch setzt somit eine Art »Kontrast-Effekt« ein.
- Nach einer solchen Entscheidung ist man (fast oder völlig) konfliktfrei: Man weiß, dass keine Entscheidung ideal ist, aber die Entscheidung bedeutet auch, dass man die Kosten akzeptiert. Und damit zieht man die Entscheidung nicht mehr in Zweifel.
- Mit der Entscheidung akzeptiert man aber auch Kosten wie Anstrengung (mitunter in einem sehr hohen Ausmaß), Mühe und das Risiko, zu scheitern. Wird man mit diesen Kosten konfrontiert, führt dies nicht dazu, die Entscheidung wieder infrage zu stellen.

Als Therapeutin wie als Berater sollte man sich jedoch darüber im Klaren sein, dass viele (noch) gar keine echten Entscheidungen getroffen haben, auch dann nicht, wenn sie behaupten, es getan zu haben. Wir sprechen deshalb von »Pseudo-Entscheidungen«: Die Betroffenen würden sich gerne entscheiden und tun dann so, als hätten sie es getan. Unter Umständen glauben sie das auch selbst. Pseudo-Entscheidungen kann man aber identifizieren, denn sie haben bestimmte Merkmale:

- Die Personen sind trotz der (angeblichen) Entscheidungen nicht konfliktfrei. Sie denken weiterhin über Alternativen nach, einschließlich der Alternative, sich gar nicht zu ändern; sie wägen ab, ob sie sich »richtig entschieden haben«, ob etwas anderes doch besser wäre usw.
- Sobald Hindernisse auftreten, stellen sie die »Entscheidung« relativ schnell infrage: Sobald Anstrengung nötig ist, zeigen sie eine Tendenz »zu kneifen«; sobald Risiken einzugehen sind, stellen sie alles infrage.
- Sobald es darum geht, wirklich zu handeln, sind die Klienten zögerlich, warten ab, verhalten sich lageorientiert und »kommen nicht aus dem Quark«; sie wirken eben keineswegs »entschlossen«.

Therapeutinnen und Berater sollten unseres Erachtens solche Pseudo-Entscheidungen nicht unhinterfragt stehen lassen, sondern deutlich machen, dass jemand im Grunde eben doch nicht wirklich entschlossen ist, und mithilfe der weiter unten dargestellten Techniken daran arbeiten, eine »echte« Entscheidung herbeizuführen.

Mangelnde Selbsteffizienz-Erwartungen

Mangelnde Selbsteffizienz-Erwartung betrachten wir ebenfalls als ein Problem mangelnder Motivation im engeren Sinne, das sich allerdings auf der Volitionsebene des Rubikon-Modells identifizieren lässt.
Um im Hinblick auf die Erreichung eines bestimmten Therapieziels wirklich motiviert zu sein, muss man diesem Ziel nicht nur eine hohe persönliche Bedeutung, also eine Valenz, zuschreiben (durch das eigene Motivsystem), sondern man muss auch davon ausgehen, dass man dieses Ziel mit einer hinreichend großen Wahrscheinlichkeit erreichen kann. Dies ist die Kernaussage der »Expectancy-x-Value-Theorien« (vgl. Atkinson 1964; Beckmann & Heckhausen 2006; Feather 1982 und Kapitel 1). Eine Motivationstendenz T ist das Produkt aus der Wahrscheinlichkeit, ein Ziel erreichen zu können (E = Expectancy = Erwartung), mal dem persönlichen Wert dieses Ziels (V = Value = subjektiver Wert): $T = E \times V$.
Dies ist damit die wesentliche Quelle, die Motivierung zu reduzieren: Wenn eine Person glaubt, dass sie z. B. aus Kompetenzmangel nicht in der Lage ist, das Ziel zu erreichen, dann bleibt die Motivation, trotz hohen persönlichen Wertes des Ziels, gering oder null. Denn wenn $E = 0$ wird,

dann ist die Motivation ebenfalls null, selbst wenn der subjektive Wert des Ziels extrem hoch wäre.

Ein relevantes Konzept für die Wahrscheinlichkeitseinschätzung einer Person, ein Ziel zu erreichen, ist die »Selbsteffizienz-Erwartung« (SEE) oder auch Selbstwirksamkeitserwartung nach BANDURA (1977, 1998): die Annahme einer Person, über die notwendigen Fähigkeiten und Ressourcen zu verfügen, um die Handlungen ausführen zu können, die einen angestrebten Effekt erzielen.

Die SEE kann dabei hoch sein: Dann traut die Person sich viel zu, geht davon aus, dass sie die erforderlichen Kompetenzen aufweist und dass sie Handlungen ausführen kann, die in der Realität Effekte auslösen und die zur Zielerreichung führen. Ist die SEE niedrig, dann glaubt die Person, dass sie nicht hinreichend kompetent ist, um entsprechend zu handeln, bzw. sie glaubt, dass ihre Handlungen in der Realität nichts oder nicht das Richtige bewirken. Man kann hier unterscheiden zwischen:

allgemeiner Selbsteffizienz-Erwartung – die generalisierte Einschätzung der Person, im Allgemeinen die angestrebten Effekte in der Realität herstellen zu können – und

spezieller Selbsteffizienz-Erwartung – dies ist die Erwartung, die sich genau auf dieses spezielle Ziel richtet.

Meist sind beide Formen der Selbsteffizienz-Erwartung korreliert, aber es ist auch denkbar, dass sie es nicht sind. Eine Person kann ihre Selbsteffizienz im Allgemeinen als hoch einschätzen, aber dennoch denken, dass sie gerade dieses Ziel nicht erreichen kann. Und sie kann ihre Selbsteffizienz im Allgemeinen als gering einschätzen, aber denken, dass sie gerade über die notwendigen (Insel-)Kompetenzen verfügt, um dieses Ziel zu erreichen.

Die Ausführungen machen deutlich, dass eine Motivierung manchmal auch bedeuten kann, die Selbsteffizienz-Erwartungen zu steigern: deutlich zu machen, welche Kompetenzen und Ressourcen vorhanden sind (daher ist Ressourcen-Aktivierung in manchen Fällen auch eine Motivierungstechnik!), oder Kompetenzen zu vermitteln. Denn ein Klient wird sich in der Therapie oder Beratung nur dann »auf den Weg machen«, ein Ziel zu erreichen, wenn er auch glaubt, dass er es (mit angemessenem Aufwand) erreichen kann.

Umsetzungsprobleme

Fehlende Handlungskontrollstrategien

Vielen Menschen gelingt es nicht, hoch attraktive, mit ihrer Motivstruktur kongruente Ziele zu verwirklichen, weil ihnen grundlegende Handlungskontrollstrategien fehlen. Die Verfolgung komplexer Ziele ist meist anstrengend, zeitaufwendig und birgt die Gefahr von Verzögerungen und Rückschlägen; sie lädt geradezu dazu ein, auf dem Weg zum Ziel seine Bemühungen schleifen zu lassen oder die Flinte gleich ins Korn zu werfen. Die folgenden Faktoren (vgl. Kuhl 1983; Sokolowski 1993) können auch hoch motivierte Klienten auf dem Weg zu ihrem Ziel ausbremsen:

Fehlende Handlungspläne Die Klientin kennt ihr Ziel und verfügt über ausreichend Motivation, hat aber keine Vorstellung davon, auf welchem Weg sie zu ihrem Ziel gelangen kann. Geeignete Handlungspläne unter Berücksichtigung der eigenen Kompetenzen und Ressourcen zu entwickeln kann bei hochkomplexen Zielen eine herausfordernde Aufgabe sein.

Äußere Hindernisse Oft genug treten auf dem Weg zu einem Ziel Probleme auf, die man im Vorfeld nicht erwartet hat und die die Zielverfolgung vorübergehend unterbrechen. Manchmal wird es dann notwendig, den bisherigen Handlungsplan zu modifizieren oder komplett zu revidieren. Hier besteht die Gefahr, dass Menschen zunächst einmal unbeirrt an ihrem alten Plan festhalten, obwohl sich dieser als untauglich herausgestellt hat (und sie damit das alte Sprichwort »Wenn du feststellst, dass du ein totes Pferd reitest, dann steige ab!« zunächst einmal unbeachtet lassen).

Innere Widerstände Sie äußern sich meist in handlungslähmenden Emotionen wie Angst oder Unlust. Wenn Menschen nicht über effiziente Emotionsregulationsstrategien verfügen, kann die Zielverfolgung dauerhaft stagnieren.

Versuchungen Gerade bei einer langwierigen Zielverfolgung lauert ständig die Versuchung, in alte Verhaltensmuster zurückzufallen oder »dem Augenblick nachzugeben« und darüber das Fernziel aus den Augen zu verlieren.

Handlungsunterbrechungen Bei komplexen Zielen muss die Zielverfolgung notgedrungen immer wieder unterbrochen und bei geeigneter Gelegenheit wieder aufgenommen werden. Hier besteht die Gefahr, die besten Gelegenheiten verstreichen zu lassen oder, schlimmer noch, »hinter den Rubikon zurückzufallen« (s. u.).

Misserfolge Rückschläge sind bei der Verfolgung komplexer Ziele nahezu unumgänglich. Sie können nicht nur die Motivation drastisch reduzieren (da sich die subjektive Erfolgswahrscheinlichkeit verringert), sondern machen auch eine Anpassung von Handlungsplänen erforderlich, was – wie oben bereits erwähnt – zuweilen keine einfache Aufgabe ist.

Die Trennung von Motivations- und Umsetzungsproblemen

Ziele werden meist erst im Beratungs- oder Therapieprozess entwickelt und weiter geklärt. Ein Klient muss Ziele entwickeln, konkretisieren, elaborieren, auf Kompatibilität mit dem Motivsystem prüfen usw. Ein solcher Prozess ist zeitaufwendig und kompliziert und er gelingt auch nur dann, wenn der Klient sich ganz auf diese Aufgabe konzentriert. Dazu muss ein Klient eine Zeit lang auf der »Motivebene« bleiben und sich fragen, was er eigentlich möchte und ob diese Ziele seinen Motiven entsprechen. Hier geht es somit nur und ausschließlich um die Frage »Was möchte ich?«; die Frage nach Umsetzbarkeit, Realisierbarkeit u. a. ist dagegen überhaupt noch nicht »dran«!

Vermischung von Motivations- und Volitionsebene

Ein sehr häufiges therapeutisches bzw. beraterisches Problem besteht aber nun darin, dass Betroffene eben nicht auf der Motivebene bleiben und dort genau klären. Sie vermischen vielmehr Motivations- und Volitionsebene. Sie entwickeln ein Ziel und, statt es zuerst einmal gründlich zu elaborieren und zu prüfen, »schalten« sofort auf die Volitionsebene »um«: Sie prüfen, ob sie es erreichen können und ob es realistisch ist. Da sie aber diese Prüfung auch nur oberflächlich machen und dies, bevor sie entschlossen sind, stellen sie dann mit sehr hoher Wahrscheinlichkeit (scheinbar!) fest, dass das Ziel sich nicht erreichen lässt. Und dann verfahren sie fatalerweise nach der Devise: »Da das Ziel sich ohnehin nicht erreichen lässt, brauche ich es auch gar nicht mehr zu klären und zu elaborieren.« So entwickeln sie aber gar keine sinnvollen Ziele, da sie alle vor einer sinnvollen Weiterentwicklung »schreddern«.

Einer solchen Tendenz sollte ein Therapeut oder eine Beraterin auf alle Fälle sehr schnell und wirksam entgegensteuern. Die Devise lautet: Erst wird geklärt, was man möchte, und erst wenn das klar ist, wird geprüft, ob ein Ziel realistisch ist. Erst dann – wenn man weiß, was man will – macht es Sinn, zu prüfen, ob es überhaupt machbar ist.

Der Berater oder die Therapeutin macht damit deutlich, dass der Klärungsprozess in Stufen verläuft, die, wie HECKHAUSEN (1989) es ausdrückt, einer »sachimmanenten Entfaltungslogik« folgen:
Als Erstes wird ein Ziel vorläufig definiert und es wird geprüft, wie persönlich relevant es ist; ist es das, wird es schrittweise weiter elaboriert und erneut auf Kompatibilität mit dem Motivsystem geprüft.
Erst wenn das Ziel einigermaßen konkretisiert ist und sich als motivkompatibel erweist, wechselt man ins Volitionssystem und prüft, ob es realistisch und realisierbar ist: Ist es in dem Realitätsbereich, in dem der Klient lebt, überhaupt zu verwirklichen? Mit welchen Schwierigkeiten und Hindernissen ist zu rechnen? Sind diese überwindbar? Verfügt der Klient über die Kompetenzen und Ressourcen, das Ziel zu erreichen?
Werden diese Fragen mit Ja beantwortet, kann an der Elaboration des Ziels weitergearbeitet werden. Werden die Fragen (oder eine davon) mit Nein beantwortet, dann muss man ins Motivsystem zurückkehren und ein Alternativziel definieren. Dies wird womöglich suboptimal sein, aber das muss man, da das »optimale« Ziel sich als nicht realisierbar erweist, akzeptieren. Also entwickelt man ein neues Ziel oder modifiziert das bestehende, validiert es erneut am Motivsystem, bis man es konkret definieren kann. Und dann geht man erneut ins Volitionssystem und prüft die Realisierbarkeit.

Eine Realitätsprüfung kann es erforderlich machen, andere Ziele zu formulieren.

Diese Schleife durchläuft man so lange, bis man ein Ziel hat, das zwei Kriterien genügt (vgl. PÜSCHEL & SACHSE 2009):

- Das Ziel steht in Einklang mit dem **Motivsystem** der Person, d. h., seine Verfolgung und Erreichung wird zu Zufriedenheit führen.
- Das Ziel steht in Einklang mit der **Realität**, d. h., der Klient kann es mit vertretbarer Anstrengung erreichen und es wird nur vertretbare Kosten erzeugen.

Allgemein gilt: Ein Ziel sollte entwickelt und auf seine Verträglichkeit mit relevanten Motiven geprüft sein, bevor man prüft, ob es in der Realität umzusetzen ist.

Therapeutische Strategien zum Abbau von Motivationsblockaden

In diesem Kapitel entwickeln wir therapeutische bzw. beraterische Strategien, mit deren Hilfe man Motivationsblockaden effektiv reduzieren kann. Teilweise sind diese Strategien identisch mit Vorgehensweisen im Rahmen der »Klärungsorientierten Psychotherapie«, sodass wir dann auf entsprechende weiterführende Arbeiten verweisen.

Unklare Ziele: Klärung von Therapiezielen

Innerhalb der Klärungsorientierten Psychotherapie (vgl. SACHSE & SACHSE 2016) ist neben der Klärung von Schemata die Klärung von Zielen ein wesentlicher Aspekt von Therapie. Die Hilfesuchenden und wir versuchen immer wieder, auf der Basis des aktuellen Erkenntnisstandes Ziele zu definieren. Bei einer narzisstischen Persönlichkeitsstörung z. B. muss geklärt werden,

- was die dysfunktionalen Selbst-Schemata sind: Das negative Selbst-Schema und das parallele positive Selbst-Schema müssen rekonstruiert und verstanden werden;
- was die dysfunktionalen Beziehungsschemata sind;
- welches die kompensatorischen Norm- und Regel-Schemata sind: was ein Klient glaubt, selbst tun zu müssen, und was er glaubt, von anderen erwarten zu dürfen;
- welches die interaktionellen Spielstrategien sind.

Je nachdem, wie weit diese Klärungsprozesse gediehen sind, kann mit der betreffenden Person erarbeitet werden,

- welches ihre Kosten sind;
- wie hoch die Kosten für sie sind;
- in welchem Ausmaß sie die Kosten selbst erzeugt;
- durch welche Alternativen sie Kosten reduzieren könnte;
- welche Gewinne sie gerne haben möchte;

- was die Gewinne für sie bedeuten würden;
- durch welche Alternativen sie diese Gewinne erhalten könnte.

Damit werden immer Ziele erarbeitet. Zu Beginn, wenn die Problemklärungen noch im Anfangsstadium sind, sind die Ziele unkonkret und vorläufig. Je weiter die Klärung fortschreitet, desto klarer und elaborierter werden die Ziele und desto verbindlicher werden sie für den Klienten. Wir wollen hier nicht näher auf Klärungsprozesse eingehen, da wir dies an anderer Stelle ausführlich dargestellt haben (Sachse u. a. 2009; Sachse & Sachse 2016), sondern gleich die therapeutischen Techniken vorstellen.

Bearbeitung der Alienation

Für die Entfremdung einer Person von ihren eigenen Motiven, Bedürfnissen, Zielen, ihrer »Präferenz-Struktur« hat Kuhl den Begriff der Alienation geprägt (Baumann & Kuhl 2003; Beckmann 1997; Kuhl 1995; Kuhl & Beckmann 1994; Kuhl & Kaschel 2004; Kuhl & Kazén 1994). Nach Kuhl unterscheiden sich Personen stark darin, wie gut ihr Zugang zu ihrem eigenen Bedürfnis- oder Motivsystem ist. Manche haben einen guten Zugang zum eigenen Motivsystem und verfügen demzufolge auch über eine gute bewusste Repräsentation ihrer Wünsche und Bedürfnisse. Sie wissen, was sie wollen oder nicht wollen, was sie brauchen oder nicht brauchen, was sie wünschen, was ihnen wichtig ist, was sie anstreben und was sie vermeiden möchten. Sie können sich demzufolge nach eigenen inneren Standards richten, ihr Handeln und ihre Entscheidungen auf ihr eigenes Wertesystem beziehen und ihre Wünsche und Bedürfnisse in ihrem Handeln realisieren. Sie sind damit selbstregulativ: Ihr Handeln und ihre Bedürfnisse stehen im Einklang, sind kongruent, sie orientieren sich an eigenen, inneren Standards. Sie wissen selbst sehr genau, was sie wollen, wofür sie sich entscheiden sollen, was sie anstreben usw. Sie sind an sich selbst orientiert und »im Einklang mit sich selbst«.

Entscheidungsprobleme

Andere dagegen haben einen schlechten Zugang zu ihrem eigenen Bedürfnis- und Motivsystem. Sie sind von diesem System entfremdet (= Alienation). Sie weisen keine oder nur eine sehr lückenhafte Repräsentation eigener Wünsche und Bedürfnisse auf. Die Folge davon ist, dass sie nicht wissen, was sie wollen oder nicht wollen; dass sie nicht wissen, was ihnen guttut oder nicht; dass sie nicht wissen, welche Ziele sie verfolgen sollen u. Ä. Sie weisen damit auch keine inneren, eigenen

Standards auf, an denen sie sich orientieren können. Dadurch ist auch ihre Fähigkeit, sich zu entscheiden, beeinträchtigt. Sie laufen auch Gefahr, an ihren Bedürfnissen und Motiven vorbeizuleben, weil sie ja gar nicht wissen, welches ihre Bedürfnisse sind, und sich gar nicht nach inneren Standards richten können. Diese Personen haben damit keine Grundlage für eine funktionierende Selbstregulation. Sie können sich nicht an eigenen Werten orientieren und so etwas wie eine Kongruenz innerhalb ihres psychischen Systems gar nicht herstellen (Sachse 1995, 2006e).

Wem der Zugang zum eigenen Motivsystem erschwert ist, der verwechselt leicht eigene Motive mit fremden.

Damit sind diese Personen in doppelter Weise beeinträchtigt: Sie können weder aktuell klären, was eigene wichtige Motive sind, noch können sie Wissen darüber im Gedächtnis »abfragen«. Sie haben damit nur unzureichend Kenntnis über ihr eigenes Motivsystem. Damit sind sie aber von einer wesentlichen inneren Informationsquelle abgeschnitten. Wenn man jedoch annimmt, dass z. B. für längerfristige Handlungsplanungen, für Entscheidungen, für das Abwägen von Alternativen (d. h. für Prozesse vor Überschreiten des Rubikons) der Zugang zum eigenen Motivsystem bzw. zu dessen Repräsentationen wesentlich ist, dann dürfte bei diesen Personen die Handlungssteuerung beeinträchtigt sein. Die Gefahr, Entscheidungen zu treffen, Pläne zu machen und zu verfolgen usw., die mit dem eigenen Motivsystem gar nicht kompatibel sind, diesem sogar widersprechen, ist groß. Gerade für relativ schnelle Entscheidungen, Abwägungen usw. ist es unfunktional und zum Teil völlig unmöglich, aktuell in eine Klärung der eigenen Motive einzusteigen. Hier ist es nötig, auf eine gültige Repräsentation des eigenen Motivsystems zurückgreifen zu können. Eine Repräsentation ist als schnell verfügbare Entscheidungsgrundlage sehr wesentlich. Ohne eine solche Grundlage (und ohne die Möglichkeit eines aktuellen Zugangs zum Motivsystem) ist eine Selbstregulationsstörung schon vorprogrammiert.

Von außen übernommene Ziele werden für eigene gehalten

Kuhl (1994) nimmt an und konnte empirisch zeigen, dass Personen mit mangelndem Zugang zum eigenen Motivsystem einen »Verwechselungseffekt« aufweisen (Baumann & Kuhl 2003; Kazén u. a. 2003; Kuhl & Kazén 1994): Sie können nicht mehr unterscheiden, ob eine Intention, die sie verfolgen, selbstinitiiert ist oder ob sie von außen auferlegt wurde. Eine Person mit mangelndem Motiv-Zugang und mangelnder Repräsentation kann damit nicht mehr entscheiden, ob eine verfolgte Handlung selbstinitiiert ist oder fremdinitiiert, also ob sie auf dem eigenen Motivsystem beruht oder auf der Übernahme fremder Aufträge, Normen usw. Personen mit hoher Alienation halten deshalb Aufträge, die sie von anderen bekommen haben, nach einiger Zeit für selbst gewählte Absichten, und

Normen, die sie von außen übernommen haben, für eigene Motive. Sie können somit nicht mehr selbst klären, ob sie eigenen Motiven folgen oder nicht.

Geht das Motivationsproblem auf hohe Alienation zurück, ist es wesentlich, therapeutische Maßnahmen durchzuführen, die die Alienation senken und die einer Person systematisch wieder Zugang zu ihrem Motivsystem ermöglichen. Diese Maßnahmen zielen darauf ab, dass diese Person herausfindet,

- was sie in einem bestimmten Lebenskontext möchte;
- was ihr gefällt, was sie möchte, was sie zufrieden macht;
- was ihr missfällt, was sie nicht möchte und was sie unzufrieden macht.

Hier ist eine basale Übung von Bedeutung: Therapeutin bzw. Berater und Klient legen sechs Situationen fest. Dabei definiert Letzterer drei Situationen, von denen er klar weiß, dass sie für ihn positiv waren, dass er sich in ihnen wohlgefühlt hat, dass sie ihm gutgetan haben. Dann definiert diese Person drei Situationen, über die sie weiß, dass sie sich darin nicht wohlgefühlt hat, dass sie sie belastet haben, dass sie ihr unangenehm waren, dass sie sie am liebsten schnell wieder verlassen hätte.

Wir arbeiten dann mit dieser Person alle Situationen systematisch durch, vielleicht eine pro Stunde. Dazu berichtet sie zunächst die Situation so konkret wie möglich; wir versuchen, uns die Situation so konkret wie möglich vorzustellen. Gelingt uns das an bestimmten Stellen der Beschreibung nicht, dann stellen wir konkretisierende Fragen: »Was genau ist passiert? Was hat X getan? Was haben Sie genau getan?« usw., bis die Person sich diese Aspekte genau vorstellen kann.

Ist die Situation beschrieben, dann bitten wir die Person, sich die Situation nun vorzustellen, so konkret und plastisch wie möglich, die Vorstellung zu halten und auf sich wirken zu lassen. Wir fragen dann, was die Vorstellung in der Person auslöst. Hat sie nun wieder ein ähnlich unbehagliches Gefühl wie in der Originalsituation, dann wird weitergearbeitet; löst die Situation in ihr nichts aus, dann versucht man es später noch einmal oder man sucht eine andere Situation aus.

Konkretisierungsfragen

Löst die Situation in der betreffenden Person etwas aus, z. B. Unbehagen, dann gehen wir systematisch Fragen mit ihr durch, z. B.:

- »Beschreiben Sie einmal Ihr Unbehagen.«
- »Wie spüren Sie Ihr Unbehagen?«
- »Können Sie das irgendwo im Körper spüren?«
- »Wie fühlt sich das an?«

- »Was würden Sie jetzt am liebsten tun?«
- »Was genau macht die Situation für Sie unbehaglich?«
- »Was stört Sie?«
- »Was würden Sie am liebsten ändern?«

Nach diesem Schema gehen wir auch positive Situationen durch:

- »Wo spüren Sie das positive Gefühl?«
- »Können Sie es im Körper lokalisieren?«
- »Was genau spüren Sie?«
- »Wie fühlt sich das an?«
- »Was sagt Ihnen das Gefühl?«
- »Was würden Sie jetzt am liebsten tun?«
- »Was genau ist an der Situation angenehm?«
- »Was löst die positiven Gefühle aus?«

Hausaufgaben

Eine Übung zur Überwindung der Alienation lässt sich als Hausaufgabe im Alltag ausführen. Die Übung besteht darin, an ganz alltäglichen und im Grunde trivialen Dingen oder Handlungen herauszufinden, wie man sie findet, was man davon hält, ob man sie mag oder nicht. Z. B. soll man beim Duschen das Duschgel auf seine Hand schütten und dann einen Moment innehalten, sich Zeit nehmen, an dem Duschgel riechen und sich fragen:

- »Riecht das für mich gut?«
- »Mag ich den Geruch?«
- »Was mag ich an dem Geruch?«
- »Oder mag ich den Geruch nicht?«
- »Wenn nein, was mag ich an dem Geruch nicht?«
- »Ist mir das Gel wirklich angenehm?«
- »Möchte ich es verwenden?«
- »Oder möchte ich ein anderes?«

Durch solche Übungen soll man lernen,

- sich Zeit zu nehmen für sich, für ein paar einfache Reflexionen, für eine Selbstbesinnung;
- seinen Alltag nicht einfach automatisiert – »business as usual« – ablaufen zu lassen;
- sich zu fragen, was man wirklich will, ob etwas, was man tut, wirklich okay für einen ist oder nicht;
- dass man Dinge und Handlungen hinterfragen kann und nicht einfach etwas tun muss, weil man es bisher immer getan hat; dass man Abläufe also infrage stellen kann;

- dass man tatsächlich herausbekommen kann, was einem guttut, was man möchte oder nicht.

Diese Übung soll man im Alltag mit verschiedenen Situationen durchführen, und zwar jeweils mehrfach, z. B.:

- Wenn man einen Auftrag erhält, soll man sich fragen: »Will ich das übernehmen? Ist das gut für mich? Werde ich davon profitieren? Oder stört mich das? Werde ich dadurch belastet oder belästigt?«
- Wenn man mit einem Partner zusammen ist, kann man sich fragen: »Was gefällt mir an der Situation? Kann ich die Situation genießen? Stört mich etwas? Wenn ja, was? Was würde ich mir wünschen? Was könnte der Partner für mich tun? Was würde mir guttun?«
- Wenn man sich in einer Situation befindet, von der man merkt, dass sie einem unangenehm ist, dann kann man sich fragen: »Was stört mich an der Situation? Was möchte ich nicht? Was tut mir nicht gut? Was würde ich am liebsten ändern? Woran merke ich, dass mich etwas stört?«

Das Gleiche sollte die betreffende Person aber auch in Situationen tun, in denen sie sich deutlich wohlfühlt; sie kann sich fragen: »Welche Aspekte der Situation sind es, die mir guttun? Was genau genieße ich? Woran merke ich, dass es mir gut geht?« Der Therapeut oder die Beraterin sollte die Person bitten, Situationen aus folgenden Lebensbereichen auszuwählen:

- Berufsalltag,
- Freizeit,
- Partnerschaft.

Jede Situation wird wieder konkret beschrieben und so konkret wie möglich vorgestellt, und wir gehen dann mit dem Klienten Fragen durch:

- »Wie wirkt die Situation auf Sie?«
- »Was löst die Situation in Ihnen aus?«
- »Ist Ihnen die Situation eher angenehm oder eher unangenehm?«
- »Was an der Situation macht diese angenehm oder unangenehm?«
- »Was spüren Sie? Spüren Sie etwas in Ihrem Körper? Wie fühlt sich das an? Wo fühlen Sie es?«
- »Was würden Sie in der Situation am liebsten tun?«
- »Was sollten die anderen Personen tun?«
- »Wie sollte sich die Situation ändern?«
- »Wie wäre die Situation für Sie ideal?«

Zur Bearbeitung der Alienation siehe auch die Überlegungen und Vorgehensweisen bezüglich der Konzepte »Achtsamkeit« (vgl. ANDERSSEN-REUSTER 2011; FASBENDER 2009; GROSSMANN u. a. 2009; HAYES u. a. 2002, 2007; HEIDENREICH & MICHALAK 2009; MICHALAK u. a. 2006; SEGAL u. a. 2002; SHAPIRO u. a. 1998; WURLL 2011).

Bearbeitung von Motivkonflikten

Wird jemand durch Motivkonflikte paralysiert, dann ist es therapeutisch sinnvoll, diese Konflikte zu klären: herauszuarbeiten, welche Ziele oder Motive konfligieren, wie relevant diese für die Person sind, und klären, was ihr am wichtigsten ist bzw. mit welchen »Kosten« sie am ehesten leben kann.

Eine solche Klärung kann sinnvollerweise durchgeführt werden mit Vorgehensweisen der Klärungsorientierten Psychotherapie (KOP), wie sie bei SACHSE (2003, 2006b, 2007a), SACHSE u. a. (2009) sowie SACHSE & FASBENDER (2010) beschrieben werden. Wir wollen hier auf eine Art »Standardvorgehen« eingehen, das Klienten verfolgen können, um Konflikte systematisch zu klären.

Relativ häufig kommt es vor, dass Menschen im Prozess Konflikte thematisieren. In aller Regel bearbeiten sie derartige Konflikte aber nicht sonderlich systematisch, sprich: Sie klären sie nicht systematisch. Vielmehr halten sie an bestimmten Informationen fest, die sie sehr ausführlich behandeln, während andere Aspekte systematisch ausgelassen werden. Klienten oder Klientinnen zeigen bei der Bearbeitung zumeist eine »Ja-aber-Struktur«. Sie behandeln z. B. einen Wunsch und argumentieren sofort, dass dieser Wunsch aus bestimmten Gründen nicht erfüllbar ist; sie machen deutlich, dass sie etwas tun müssten, aber leider nicht können usw. Diese Bearbeitungsstruktur (die auch als »Schaukeln« bezeichnet wird, vgl. BECKER & SACHSE 1998) hat eine Reihe von Konsequenzen:

- Die Personen verzetteln sich in Details. Damit erarbeiten sie aber keinen Überblick über den Konflikt, sie erarbeiten keine Repräsentation davon, worum es »im Ganzen« geht.
- Die Personen behandeln damit viele relevante Konfliktaspekte gar nicht, weil sie deren Relevanz gar nicht erkennen; damit verfehlen sie jedoch eine valide Problemdefinition und damit Problemlösung.

- Die Aspekte, die sie behandeln, behandeln sie nie lange genug, um wirklich Klarheit darüber zu gewinnen. Sie »schaukeln« ständig mit ihrer Aufmerksamkeit zwischen verschiedenen Aspekten hin und her (Grawe 1998, S. 363).

Diese ungünstigen Bearbeitungen kann ein Therapeut oder eine Beraterin beenden, wenn er oder sie der Person hilft, das Problem zu strukturieren und zu bearbeiten. Dies setzt jedoch dreierlei voraus: Therapeuten oder Beratende müssen zum einen verstehen, um welche Art von Problem es sich handelt. Zum anderen müssen sie verstehen, dass die Person einen Konflikt bearbeitet bzw. bearbeiten sollte, und schließlich müssen sie Wissen darüber haben, wie Konflikte strukturiert sind bzw. welche Arten von Information man braucht, um einen Konflikt valide zu rekonstruieren.

Dazu dient die Konflikt-Heuristik. Dabei wird angenommen, dass sich der Konflikt inhaltlich mindestens (im einfachsten Fall) als ein Vier-Felder-Schema darstellen lässt, das durch zwei Dimensionen definiert ist:

	+	–
A		
B		

ABBILDUNG 5
Konflikt-dimensionen

Inhaltliche Dimension Diese ist gekennzeichnet durch die Konfliktpole, also durch die Aspekte, um die es bei dem Konflikt geht: z. B. Wahl von Stelle A versus Wahl von Stelle B; mit einem Kollegen in eine Auseinandersetzung eintreten (A) versus die Auseinandersetzung vermeiden (B) u. a.

Bewertungsdimension Beide Konfliktpole implizieren positive (+) und negative (–) Konsequenzen, beide Pole ziehen sowohl Gewinne als auch Kosten nach sich.

Es wird immer davon ausgegangen, dass jeder dieser Konfliktpole (A und B) für die Person sowohl positive als auch negative Aspekte aufweist. So hätte eine Entscheidung für A für die Person bestimmte Vorteile (+), aber auch bestimmte Kosten (–); das Gleiche gilt für Alternative B. Denn jede Entscheidung hat Kosten und die Person muss bei einem Konflikt nicht nur die potenziellen Gewinne betrachten, sondern auch die potenziellen Kosten. Eine solche Struktur macht nun deutlich, was im Prozess getan werden muss, damit ein Konflikt tatsächlich verstehbar ist.

Konfliktidentifizierung

Es ist Aufgabe des Therapeuten, eine Information als Teil eines Konfliktpols zu erkennen.

Die vom Klienten oder von der Klientin gegebene Information muss als Konflikt identifiziert werden. Dies ist in manchen Fällen sehr einfach, jedoch keineswegs immer. Wenn jemand z. B. beschreibt, wie aversiv Nähe ist, dann macht er implizit einen Nähe-Distanz-Konflikt auf, ohne ihn jedoch explizit zu machen. Er betrachtet aus den tatsächlich vorhandenen vier Feldern nur ein einziges Feld (A, –); damit ist aber die Problembearbeitung unzureichend, unvollständig. Er kann das Problem auf diese Weise gar nicht wirklich verstehen und damit auch keine tragfähige Lösung dafür entwickeln. Alle Lösungsversuche werden notwendigerweise zu kurz greifen. Uns müsste hier eigentlich klar werden, dass es überhaupt nicht reichen kann, die Aversivität von Nähe zu bearbeiten. Es ist notwendig, das gesamte Konfliktfeld zu bearbeiten! Dies können wir aber erst dann sehen, wenn wir die Information als Teil eines Konfliktes identifizieren.

Anwenden des Konfliktschemas

Haben wir die erhaltene Information als Teil eines Konfliktes identifiziert, dann wenden wir das Vier-Felder-Schema auf die Information an. In dem Beispiel, in dem eine Person die Aversivität von Nähe behandelt, erkennt der Therapeut oder die Beraterin, dass es noch einen anderen Pol geben muss als Nähe und dass es außer Aversivität von Nähe noch positive Aspekte von Nähe geben muss. Wäre dies nicht so, dann wäre nämlich gar nicht verständlich, warum Aversivität von Nähe ein Problem ist. Wenn Nähe eindeutig aversiv ist und sonst gar nichts, dann kann die Person Nähe vermeiden, und damit ist das Problem gelöst. Die Tatsache, dass sie dies gerade nicht kann, weist eindeutig darauf hin, dass »Aversivität von Nähe« nicht die ganze Geschichte sein kann. Durch die Anwendung des Konfliktschemas haben wir nun die Information »Aversivität von Nähe« in einen größeren Rahmen, eine Struktur eingebaut.

Klären und Definieren der Konfliktpole

Das Erste, worauf wir dann die Aufmerksamkeit der betreffenden Person lenken sollten, ist die genaue Klärung und Definition der Konfliktpole (A und B). Bevor etwas anderes geklärt werden kann, sollte geklärt werden, was der Konflikt inhaltlich ist. Worum geht es bei dem Konflikt?

Zwischen welchen Konfliktpolen steht die Person? Und: Wie sehen diese Pole genau aus? In dem Nähe-Beispiel müssen daher als Nächstes zwei Fragen bearbeitet und beantwortet werden:
Was genau heißt Nähe? Es muss klar sein, dass es zur Klärung eines Konfliktes nicht ausreicht, »Etiketten« auf den Konflikt zu kleben. Vielmehr muss sehr deutlich und verstehbar sein, was der Pol für die Person bedeutet.
Wie heißt und was genau ist der andere Pol? Er muss durch den Klienten bestimmt werden, nicht durch freies Assoziieren des Therapeuten oder der Beraterin. Daher ist keineswegs sicher, dass der zweite Pol »Distanz« heißt, wenn man den ersten Pol mit »Nähe« bezeichnen kann. Der zweite Pol könnte ebenso gut »Autonomie« heißen oder »Bewegungsfreiheit«. Also muss herausgearbeitet werden, was der noch nicht genannte Konfliktpol für den Klienten ist und was er genau damit verbindet.

Es ist Aufgabe des Klienten, den zweiten Konfliktpol auszumachen.

Klären der Bewertungen

Als Nächstes kann die Beraterin bzw. der Therapeut die betreffende Person dazu veranlassen, die Bewertungen der Pole zu klären. Damit werden sämtliche Felder des Vier-Felder-Schemas belegt. Die Person soll dabei für sich genau klären,

- was die positiven und was die negativen Aspekte von Nähe sind und
- was die positiven und was die negativen Aspekte des anderen Pols sind.

Und diese Klärung soll sie bitte sukzessiv und nicht simultan vornehmen. Die Person sollte unbedingt eine Zeit lang ganz konsequent bei einem Feld bleiben und sich sehr ausführlich, sehr gründlich z. B. mit den positiven Seiten von Nähe befassen. Dies ist für eine Klärung wesentlich, denn wenn jemand ständig zwischen den Feldern hin- und herschaukelt, bleibt er nie lange genug bei einem Thema, um es wirklich für sich zu klären.

Klärung der Konflikthaftigkeit

Hat man die Einzelaspekte des Konfliktes hinreichend geklärt (die Felder also »abgearbeitet«), dann ist es möglich, sich der Frage zuzuwenden, was die Konflikthaftigkeit der Inhalte eigentlich ausmacht. Die relevanten Fragen sind hier:

- Welche Aspekte stehen (nach Konstruktion des Klienten!) zueinander in Widerspruch, sind miteinander unvereinbar?

- Inwiefern genau stehen sie in Widerspruch?
- Inwiefern blockieren sie den Klienten in seinen Entscheidungen und in seinem Handeln?

Haben wir diese Aspekte mit der Person erarbeitet, dann ist der Konflikt verstanden. Die Konflikt-Heuristik hilft uns hier, die Klienten- bzw. Klientinnen-Information schnell zu strukturieren und zielorientierte Leitfragen für den Prozess zu entwickeln, an denen sich die Klärungsarbeit orientieren kann.

Bearbeitung von Entscheidungsängsten

Katastrophenszenarien lassen sich leichter therapeutisch bearbeiten als Erlösungswünsche

Hat eine Person Angst davor, falsche Entscheidungen zu treffen, oder Angst vor den daraus resultierenden Folgen, dann ist es therapeutisch bzw. beraterisch nötig, zu klären, welche Schemata und Annahmen diesen Ängsten zugrunde liegen, und diese dann systematisch, z. B. im Ein-Personen-Rollenspiel, zu bearbeiten. Meist weisen Hilfesuchende hier schemabasierte, hochgradig unrealistische Katastrophenerwartungen auf (Erwartungen darüber, was alles Schlimmes passieren wird, wenn sie sich entscheiden, z. B. wenn sie sich dafür entscheiden, sich von einem Partner zu trennen), die sich meist gut bearbeiten lassen (siehe hierzu Kapitel 8).

Problematischer ist die Variante »Warten auf den Erlöser« (vgl. Sachse 2016). Hier entscheiden sich Menschen dafür, gar nichts zu tun und darauf zu hoffen, dass eine andere Person, insbesondere der Therapeut oder die Beraterin, sie »rettet«. In diesem Fall ist es notwendig, diese Menschen sehr deutlich damit zu konfrontieren,

- dass man sich nicht *nicht* entscheiden kann: Wenn man sich nicht entscheidet, entscheidet man sich immer dafür, dass es so bleibt, wie es ist; oft entscheidet man sich aber auch dafür, dass der Zustand sich weiter verschlechtert;
- dass es keinen »Retter« oder »Erlöser« geben wird und dass es gar nichts bringt, außer dass es den Zustand verschlechtert, wenn man auf ihn wartet;
- dass es aber auch keine Entscheidung ohne Kosten gibt: Jede Entscheidung für etwas bedeutet auch eine Entscheidung gegen etwas anderes, auf das man dann verzichten muss. Die »dritte Alternative«, die ohne Kosten, ist eine Illusion!

Bearbeitung dysfunktionaler Schemata

Behindern dysfunktionale Schemata (z. B. normative Schemata) den Entscheidungsprozess, dann ist es erforderlich, diese Schemata systematisch zu klären (z. B. mit Methoden der KOP) und dann therapeutisch zu bearbeiten, z. B. mit dem Ein-Personen-Rollenspiel (siehe dazu Kapitel 8).

Bearbeitung der Vermeidung

Tritt in signifikantem Ausmaß Vermeidung im Beratungs- oder Therapieprozess auf, dann sind konstruktive Klärungsprozesse nicht mehr möglich. Damit sind dann auch Zielklärungen nicht mehr möglich. Ein Therapeut oder eine Beraterin muss dann die Vermeidung selbst zum Fokus der Arbeit machen (wir nennen dies »Bearbeitung der Bearbeitung«). Dazu wurden von uns spezifische therapeutische Strategien entwickelt, auf die wir hier hinweisen wollen (siehe SACHSE u. a. 2011a).

Therapeutische Strategien zur Steigerung der Motivation

In diesem Kapitel befassen wir uns mit therapeutischen Strategien zur Steigerung der Motivation von Klienten. Wir beschreiben die Vorgehensweisen zunächst einmal auf einer prinzipiellen Ebene, um sie dann in den folgenden Kapiteln weiter zu konkretisieren.
Reichen bestehende Ziele nicht aus, um Klienten oder Klientinnen wirklich zu motivieren, dann besteht der Verdacht, dass diese Ziele gar nicht mit ihrem Motivsystem in Einklang stehen. In diesem Fall sollte eine »Kompatibilitätsprüfung« oder »Passungsprüfung« durchgeführt werden: Es soll geprüft werden, ob die Ziele, die sie verfolgen, tatsächlich mit wesentlichen Motiven in Einklang stehen, ob sie sie also tatsächlich »emotional bewegen«.

Passungsprüfung und die Entwicklung motivationaler Kompetenz

Die Zielverfolgung zu imaginieren weckt Emotionen und lässt Motive auftauchen: Passen diese zum Ziel?

Untersuchungen von Schultheiss (2001) und Brunstein (2010) zeigen, dass eine solche »Passungsprüfung« durch die Vorstellung der Verfolgung und Verwirklichung eines Ziels gelingen kann. Eine möglichst sinnesnahe, bildhafte und konkrete Vorstellung der einzelnen Schritte auf dem Weg zum Ziel und dessen Verwirklichung übersetzt die Anreize der Zielverfolgung in die »Sprache« von Motiven, da Motive stärker auf Erfahrungen als auf symbolische (sprachliche) Information ansprechen. Die Anregung von Motiven durch Vorstellungen generiert emotionale Reaktionen, die – wenn es den Betreffenden gelingt, ihre Aufmerksamkeit darauf zu richten – ausgelesen und als Information genutzt werden können. Wenn sich die Vorstellung der Verfolgung eines Ziels »gut anfühlt«, Vorfreude hervorruft und anspornt, dann scheint das Ziel mit der eigenen Motivstruktur kongruent zu sein. Wenn die Imagination jemanden dagegen unberührt, emotional »kaltlässt«, dann ist zu erwarten, dass die Verfolgung des Ziels auch im wirklichen Leben nicht als Bereicherung erlebt wird. Man kann solche Imaginationsübungen auch in einen therapeutischen oder beraterischen Klärungsprozess einbetten und damit die eigentlichen motivationalen Hintergründe der Bindung an ein Ziel aufdecken, wie das folgende Beispiel illustriert.

BEISPIEL einer Imaginationsübung zur Motivklärung

THERAPEUT / BERATERIN Sie sagen, dass Sie seit Jahren nur für den Beruf leben und dabei immer eine Aufstiegsmöglichkeit ins höhere Management im Auge hatten. Ich schlage Ihnen vor, dass wir heute mal eine Übung machen. Wenn Sie möchten, können Sie gerne die Augen schließen. Stellen Sie sich nun vor, dass Sie diesen Posten bekommen haben. Führen Sie sich ganz konkret vor Augen, wie Ihr Arbeitsalltag aussehen würde ... Sie kommen am Morgen in Ihr Büro ... Welchen Aufgaben gehen Sie nach? ... Mit welchen Menschen haben Sie Kontakt? Welche Projekte bearbeiten Sie? ... Nehmen Sie sich Zeit ... Was genau empfinden Sie, wenn Sie sich dies alles vorstellen?

KLIENTIN Eigentlich gar nichts. Das überrascht mich selbst ein wenig, wo ich doch schon so lange hart daran arbeite. Obwohl, gar nichts ist nicht richtig. Ich fühle mich erleichtert, als wäre eine Last von mir abgefallen.

THERAPEUT / BERATERIN Eine Last wäre abgefallen ... Können Sie beschreiben, wie sich diese Last angefühlt hat?

KLIENTIN Wie eine Unzufriedenheit mit mir selbst. Als wäre ich so, wie ich bin, nicht in Ordnung.

THERAPEUT / BERATERIN Und diese Unzufriedenheit würde durch den Aufstieg in die neue Position abfallen ... Was sagt Ihnen das über Ihre Motivation, die ganzen Jahre so hart zu arbeiten?

KLIENTIN Ich weiß nicht ... Dass ich das eigentlich nur gemacht habe, weil ich mich unzulänglich gefühlt habe?

Eine weitere Klärung könnte ergeben, dass hinter dem Streben nach beruflichem Erfolg das normative Schema »Ich muss immer die Beste sein« stand, das wiederum kompensatorisch zu dem biografisch früheren negativen Selbstschema »Ich kann nichts wirklich gut, ich bin nicht okay« entstanden war. Das Berufsziel entstammte daher nicht etwa dem Motiv Leistung / Kompetenz oder Macht / Dominanz (war nicht kongruent mit der Motivstruktur der Klientin), sondern hatte die Funktion, das Erleben negativer selbstbezogener Emotionen abzuwehren.

Wir sind der Meinung, dass ein wichtiges Therapieziel darin besteht, dass insbesondere alienierte Klienten oder Klientinnen ein Gespür dafür entwickeln, welche Tätigkeiten ihnen guttun und welche Ziele tatsächlich zu ihrer Motivstruktur passen.

Motivationale Kompetenz: sich bei der Zielbindung auf sich selbst verlassen können

Rheinberg & Engeser (2010) nehmen an, dass motivkongruentes Handeln nicht zufällig zustande kommt, sondern aus einer spezifischen Fähigkeit resultiert, die sie motivationale Kompetenz nennen. Die zentrale Komponente motivationaler Kompetenz ist die Fähigkeit, Informationen aufzuspüren, die verlässliche Indikatoren für die eigene Motivstruktur sind, und diese Informationen bei der Auswahl und Bindung an langfristige Ziele zu nutzen. Diese Informationen sind in der Regel verfügbar (s.u.); Menschen lernen jedoch häufig, sie zu missachten und sich stattdessen daran zu orientieren, was ihnen – aus der Sicht anderer Menschen oder aufgrund sozialer Normen – Spaß machen sollte (»Lernen sollte mir Spaß machen!«, »Nett zu Verwandten sein sollte mir Spaß machen!« usw.). Die Bindung an motivinkongruente Ziele wird auch dann wahrscheinlich, wenn Menschen den Spaß an einer Tätigkeit fälschlicherweise aus der Bewertung der Folgen der Zielerreichung ableiten (»Als Anwalt verdient man viel Geld; also wird das Jurastudium Spaß machen«). Motivationale Kompetenz zeichnet sich dagegen dadurch aus, das Augenmerk nicht allein auf den Zielzustand selbst, sondern auch auf den Weg dahin zu richten. Eine weitere Facette motivational kompetenten Handelns besteht darin, langweilige – aber nicht zu vermeidende – Tätigkeiten mit Anreizen auszustatten, die den Motiven einer Person entsprechen. Z. B. könnte eine hoch implizit leistungsmotivierte Person das Geschirrspülen motivational aufwerten, indem sie es mit leistungsthematischen Anreizen versieht (»Schaffe ich den Abwasch heute schneller als gestern bei gleicher Gründlichkeit?«, »Kann ich Teller auch einhändig abwaschen?«).

Rheinberg & Engeser (2010) nehmen an, dass motivationale Kompetenz trainiert werden kann, indem man einen neuen Blick auf das eigene Verhalten gewinnt und vorurteilsfrei prüft, welche Tätigkeiten einen wirklich fesseln und einem Freude machen, unabhängig davon, was man glaubt, tun zu müssen oder erreichen zu wollen. Zu diesem Zweck kann man z. B. die folgenden Fragen stellen:

- »Welche Tätigkeiten nehmen Sie auch ohne Belohnung immer wieder auf?«
- »Woran haben Sie besonders gerne gearbeitet, ohne aufhören zu können?«
- »Für welche Tätigkeiten vernachlässigen Sie schon mal alltägliche Pflichten?«
- »Bei welchen Tätigkeiten vergeht die Zeit wie im Flug?«

Vermutlich sind die unter diesem Punkt genannten Tätigkeiten kongruent mit den Motiven eines Menschen. In einem nächsten Schritt kann er dabei unterstützt werden, zu analysieren, welche Anreize diese Tätigkeiten für ihn ansprechend machen: Geht es ihm darum, seine eigenen Kompetenzen und Fähigkeiten zu steigern (Leistung / Kompetenz)? Andere Menschen zu beeinflussen (Macht / Dominanz)? Oder strebt er danach, vertrauensvolle Beziehungen zu anderen Menschen aufzubauen (Anschluss/Intimität)?

- »Woran denken Sie und was geht Ihnen durch den Kopf, wenn Sie im Bus sitzen, in einer Warteschlange stehen oder wenn Sie einen langweiligen Vortrag hören?«
- »Welche Gedanken gehen Ihnen abends kurz vor dem Einschlafen durch den Kopf?«
- »Gibt es Tagträume oder spontane Fantasien, in die Sie immer wieder gerne eintauchen?«

Mit großer Wahrscheinlichkeit sind solche spontanen Gedanken und Fantasien angereichert mit Anreizen, die den dominanten Motiven eines Klienten entsprechen.

»Ist es schon einmal vorgekommen, dass Sie ein Ziel über einen sehr langen Zeitraum verfolgt und viel Zeit und Energie investiert haben, nur um überrascht festzustellen, dass Sie sich über die Verwirklichung des Ziels nicht recht freuen konnten? Dass es Sie kaltgelassen hat, das Ziel zu erreichen?«

Normen und fremde Erwartungen offenlegen

Solche Ziele entstammen mit hoher Wahrscheinlichkeit nicht der Motivstruktur eines Klienten, sondern wurden unabhängig davon – aufgrund starker normativer Schemata oder der Erwartungen anderer Menschen – gebildet. Erfahrungen dieser Art sind ein hervorragender Ausgangspunkt für individuelle Klärungsprozesse.

Herstellen von Entschlossenheit

Wir halten es im Therapie- und Beratungsprozess nicht nur für wesentlich, eine »Motivierung auf der Motivebene« herzustellen, also (positive und negative) Valenzen zu schaffen, sondern auch für besonders relevant, jemanden dazu zu veranlassen, »den Rubikon zu überschreiten«, also vom Zustand von »Ich möchte« in den Zustand von »Ich will« überzugehen.

Eine Entscheidung treffen

Um dies zu erreichen, genügt es jedoch nicht, lediglich Kosten und Gewinne deutlich zu machen und sie »im Motivsystem zu verankern«. Man muss vielmehr die Betroffenen dazu bringen, eine Entscheidung zu treffen, hinter der sie stehen und auch stehen können (d.h., die mit anderen Zielen, Werten usw. vereinbar ist). Um dies zu erreichen, ist es meist notwendig,

- Menschen in den Zustand eines emotionalen Engagements zu versetzen: Sie sollten dazu gebracht werden, sich für Ziele zu begeistern, sich über Kosten zu ärgern; sie sollten so stark energetisiert werden, dass sie es mit Hindernissen aufnehmen wollen, dass sie kaum davon abzuhalten sind, Schwierigkeiten als Herausforderungen zu betrachten.
- Menschen gegen ihre Kosten, gegen ihre dysfunktionalen Schemata usw. aufzuhetzen: ihnen deutlich zu machen, dass sie dies nun auf keinen Fall mehr wollen, dass sie von ihren Problemen »die Schnauze voll haben« (nach der Devise: »Ich hab's getragen XY Jahr' und will es nicht tragen mehr.«).
- Menschen z. B. durch Imaginationen o. Ä. in den Zustand zu versetzen, sich positive Aspekte der Veränderung möglichst konkret auszumalen und die damit verbundenen positiven Gefühle auch zu erleben.

»Herstellen von Entschlossenheit« bedeutet für Therapeuten und Beraterinnen auch,

- stark direktiv zu sein, die Menschen stark anzuleiten;
- sie durch aktive Interventionen stark »anzuheizen« und zu emotionalisieren;
- ihnen deutlich zu machen, dass sie nun aktiv werden und handeln müssen;
- eine positive, optimistische, Ressourcen aktivierende und stark (auch emotional) unterstützende Atmosphäre zu schaffen;
- ein Modell für Aktivität zu sein, also nicht lahm im Sessel zu lungern, sondern für eine Veränderung »zu begeistern«.

Steigerung der Selbsteffizienz-Erwartung

Wie oben schon ausgeführt, impliziert eine Änderungsmotivation nicht nur, dass die Valenz einer Veränderung für einen Klienten hoch ist. Sie impliziert vielmehr auch, dass er die Wahrscheinlichkeiten als hoch einschätzt, die Kosten reduzieren und die Ziele erreichen zu können.

Sind diese Wahrscheinlichkeiten bei einem konkreten Klienten hoch, dann muss ein Therapeut oder eine Beraterin wenig tun; das ist aber sehr oft nicht der Fall. Daher ist es meist wesentlich, dass wir auch darüber nachdenken, wie wir die Erfolgseinschätzungen des Klienten steigern können.

Es kommt darauf an, hier entsprechende Selbstzweifel der betreffenden Personen zu erkennen und sie mit ihnen zu klären:

- Was genau trauen sie sich nicht zu?
- Was glauben sie, welche Kompetenzen, Fähigkeiten, Ressourcen ihnen fehlen?
- Glauben sie, dass ihr Handeln in der Realität keine Effekte hat, und wenn ja, warum?
- Welche Hindernisse im Hinblick auf Kostenreduktion oder Zielerreichung nehmen sie wahr?
- Glauben sie, diese nicht überwinden zu können, und wenn ja, warum?

Sind Selbstzweifel oder Hindernisse identifiziert und geklärt, dann sollten wir uns fragen: Glaube ich selbst, dass die Person die nötigen Fähigkeiten und Ressourcen aufweist, oder nicht?

Falls ja, besteht die Strategie darin, der Person deutlich zu machen, dass sie tatsächlich über die relevanten Möglichkeiten verfügt. Wir sollten dann gemeinsam erarbeiten, dass die Annahmen der Person unzutreffend sind, und ihr an jeder passenden Stelle ihre Fähigkeiten und Ressourcen vor Augen führen. Denn nur, wenn jemand weiß und repräsentiert hat, dass er über Fähigkeiten verfügt, erkennt er auch eine Erfolgswahrscheinlichkeit.

Falls nein, sollten wir Strategien entwickeln, wie man die fehlenden Fertigkeiten trainieren und verbessern kann: Skills-Trainings, Rollenspiele, Kompetenztrainings usw. eröffnen oft Möglichkeiten, mit deren Hilfe Klienten notwendige Fähigkeiten erwerben können.

Therapeutische Strategien zur Überwindung von Umsetzungsproblemen

In diesem Kapitel behandeln wir Strategien zur Entwicklung von Handlungskontrollstrategien.

Entwicklung von Handlungskontrollstrategien

Fehlen einer Person effektive Handlungskontrollstrategien, dann gilt es, im Therapie- oder Beratungsprozess mit ihr solche zu entwickeln. Wie wir gesehen haben, sind Handlungskontrollstrategien vor allem dann wichtig, wenn Klienten oder Klientinnen folgenden Faktoren ausgesetzt sind:

- fehlenden Handlungsplänen,
- äußeren Hindernissen,
- inneren Widerständen,
- Versuchungen,
- Handlungsunterbrechungen,
- Misserfolg.

Handlungskontrollstrategien schirmen beim Verfolgen von Zielen gegen andere Anreize ab.

Diese Faktoren zu kennen, darauf vorbereitet zu sein, dass sie einem »in die Quere« kommen können, und zu wissen, wie man darauf reagieren kann, vergrößert die Chance einer erfolgreichen Zielverfolgung immens. Das gemeinsame Merkmal dieser Hindernisse ist, dass sie durch geeignete Handlungskontrollstrategien aufgehoben werden können.

Kuhl (1983) hat darauf hingewiesen, dass es selbstregulative Prozesse geben muss, die dafür sorgen, dass eine Intention gegen störende innere und äußere Faktoren abgeschirmt wird. Gäbe es diese Prozesse nicht, dann wären Menschen kaum in der Lage, ein Ziel bis zum Ende zu verfolgen, sondern würden als Spielball äußerer Anreize von einer Aktivität zur anderen springen oder kurz nach dem Aufnehmen einer Tätigkeit die Lust daran verlieren (sog. »Verhaltensflimmern«, Kuhl & Blankenship 1979). Dies gilt umso mehr für Intentionen und Ziele, die schwierig sind, deren Umsetzung also Anstrengung oder Überwindung erfordert. Die folgenden von Kuhl (1983) beschriebenen Handlungskontrollstrategien stellen sicher, dass eine Intention gegen Störungen abgeschirmt wird:

Selektive Aufmerksamkeit sorgt dafür, dass die Aufmerksamkeit nur auf diejenigen Aspekte der Umwelt gerichtet wird, die für die Umsetzung der aktuellen Intention relevant sind, und alle anderen Dinge ausgeblendet bzw. gar nicht erst beachtet werden.

Enkodierungskontrolle ist eng verwandt mit der Strategie der selektiven Aufmerksamkeit, die sicherstellt, dass lediglich intentionsrelevante Information ausgiebig und gründlich verarbeitet wird.

Sparsamkeit der Informationsverarbeitung ist notwendig, um den Übergang vom vorbereitenden Nachdenken zum eigentlichen Handeln zu erleichtern. Über Fragen wie z. B. »Habe ich wirklich alles Wichtige eingepackt? Gibt es vielleicht noch eine bessere Reiseroute? Ich habe das Gefühl, noch irgendetwas vergessen zu haben …« kann sich eine Abfahrt leicht verzögern. Letztlich geht es bei dieser Strategie darum, sich nicht durch Nachdenken und Grübeln vom Handeln abhalten zu lassen.

Emotionskontrolle zielt darauf ab, handlungsförderliche Emotionen zu stärken und handlungshemmende herabzuregulieren. Angst, Unsicherheit, Traurigkeit können lähmend wirken und so die Umsetzung einer Intention blockieren. Dagegen wirkt sich eine leicht gehobene, optimistische Stimmungslage förderlich auf die Verfolgung eines Ziels aus.

Anreizaufschaukelung dient vor allem der Motivierung zum Weiterverfolgen eines Ziels. Wenn jemand auf dem Weg zu seinem Ziel die Lust oder den Mut verliert, kann er sich erneut möglichst plastisch und bildhaft vor Augen führen, warum er sich für dieses Ziel entschieden hat, welche Kosten er nicht mehr will, wie er sein Leben durch eine Verwirklichung des Ziels bereichert usw., und dadurch die zeitweilig gesunkene Motivation wieder stärken.

Umweltkontroll kann davor schützen, allzu schnell Versuchungen nachzugeben oder in alte Verhaltensmuster zurückzufallen, wenn diese durch bestimmte Situationen oder Auslöser hervorgerufen werden. Wer z. B. das Rauchen aufgeben will, weiß meist recht genau, in welchen Situationen die Rückfallgefahr besonders hoch ist und die daher fürs Erste zu meiden sind.

Kuhl (1983, 2001) geht davon aus, dass diese Prozesse sowohl automatisch als auch kontrolliert ablaufen können. Manchmal konzentrieren wir uns völlig automatisch und unwillkürlich auf die für die Verfolgung des Ziels wichtigen Informationen, kommen übergangslos von einer Entscheidung ins Handeln usw. Es kommt jedoch auch vor, dass einer Person diese Handlungskontrollprozesse nicht »einfach so« zur Verfügung stehen (z. B. in einem Zustand chronischer Lageorientierung). Ist das der Fall, dann müssen diese Strategien bewusst und kontrolliert eingesetzt werden.

BEISPIEL für den Einsatz von Handlungskontrollstrategien

Nehmen wir an, ein misserfolgsängstlicher Student hat das Ziel, in Zukunft die Vorbereitung auf Prüfungen nicht mehr hinauszuschieben, sondern konzentriert und effizient zu lernen. Die Motivation, sein Studium abzuschließen, ist hoch, die Kosten seiner momentanen Verhaltensmuster sind ihm bewusst, aber momentan halten automatische Selbstregulationsprozesse seine Intention nicht auf Zielkurs. Die folgenden Selbstinstruktionen könnten ihn unterstützen:

Selektive Aufmerksamkeit »Ich konzentriere mich auf den Text, den ich jetzt bearbeiten will. Falls meine Aufmerksamkeit abgleitet und ich daran denke, zu spülen oder den Müll hinunterzubringen, werde ich mich einfach wieder dem Buch zuwenden.«

Enkodierungskontrolle »Statt den Text einfach nur oberflächlich zu lesen, werde ich in jedem Absatz die zentralen Passagen unterstreichen und mir ein Diagramm anfertigen, das zentrale Aussagen miteinander verknüpft.«

Sparsamkeit der Informationsverarbeitung »Ich werde heute höchstens 15 Minuten darüber nachdenken, in welcher Reihenfolge ich mir den Stoff erarbeite. Notfalls stelle ich den Wecker. Dann werde ich mich entscheiden, mit welchem Text ich anfange.«

Emotionskontrolle »Es macht keinen Sinn, darüber nachzudenken, was in der Prüfung alles schiefgehen könnte. Falls mir das durch den Kopf geht, werde ich einfach wieder versuchen, den vor mir liegenden Absatz zu verstehen. Ich kann die Prüfung schaffen.«

Anreizaufschaukelung »Ich bereite mich auf die Prüfung vor, um meinem Abschluss einen Schritt näher zu kommen. Ich habe es satt, auf der Stelle zu treten und Zeit zu vergeuden. Wenn ich diese Prüfung bestehe, dann bin ich schon ein ganzes Stück weiter.«

Umweltkontrolle »Alles, was mich ablenken könnte (mein Mobiltelefon, das Notebook, die Spielekonsole), werde ich für die Zeit, in der ich lernen will, meinem Nachbarn geben. Oder ich lerne nur noch in der Bibliothek.«

Zimmerman (1998) hat Experten – erfolgreiche Musiker, Schriftsteller, Sportler und Studierende – danach befragt, welche Strategien sie anwenden, um auch bei schwierigen Zielen »auf Kurs« zu bleiben. Er konnte zeigen, dass diese Menschen eine überschaubare Zahl ganz ähnlicher Strategien einsetzten, obwohl sie auf ganz unterschiedlichen Gebieten tätig waren. Wir haben die Erfahrung gemacht, dass sich einige dieser Strategien auch bei »erfolgreichen Klienten« finden und dass es daher im Einzelfall Sinn machen kann, Hilfesuchenden mit selbstregulatorischen Defiziten einige dieser Strategien zu vermitteln. Von besonderer Bedeutung sind diese Strategien in der Transferphase – wenn die Betreffenden die in der Therapie erreichten Fortschritte zunehmend in ihrem Alltag umsetzen. Es kann nach unserer Ansicht aber nicht schaden, Handlungskontrollstrategien während des ganzen therapeutischen Prozesses im Auge zu behalten. Im Folgenden stellen wir die hilfreichsten Strategien dar.

Ziele setzen Obwohl sich die Entwicklung von Beratungs- und Therapiezielen als schwierig und langwierig erweist (und auch gerade deshalb!), sollte man schon relativ früh mit der Entwicklung erster (vorläufiger!) Ziele beginnen. ZIMMERMANS Analysen (1998) zeigen, dass es zudem sehr hilfreich ist, sich regelmäßig (z. B. täglich oder wöchentlich) ganz konkrete Nahziele zu setzen (vgl. auch LOCKE & LATHAM 1990). Er fand auch, dass Experten konkrete Vorsätze bilden (»Um 15 Uhr werde ich joggen gehen«) statt allgemeine Absichten (»Ich sollte mehr Sport treiben«) – diese Beobachtung wird durch experimentelle Studien gestützt (ACHTZIGER u. a. 2008; GOLLWITZER 1999; GOLLWITZER u. a. 2004). Klientinnen und Klienten werden daher ihre (eher komplexen, weit in die Zukunft reichenden) Therapieziele mit größerer Wahrscheinlichkeit erfolgreich verwirklichen, wenn sie sich in ähnlicher Weise konkrete, erreichbare Nahziele setzen (»In der nächsten Sitzung will ich klären, warum ich gegenüber meinem Partner immer aufbrausend bin«, »In der kommenden Woche werde ich ein klärendes Gespräch mit meinem Partner führen«). Sollten sie dies nicht von sich aus tun, kann es durchaus helfen, wenn sie in der Beratung oder Therapie dazu angeleitet werden.

Selbstinstruktionen An sich selbst gerichtete Anweisungen können dabei helfen, schwierige Handlungsabschnitte zu strukturieren und zu steuern, sich beim Auftreten von Schwierigkeiten Mut zuzusprechen und beim Erreichen eines Nahziels zu loben (vgl. LURIA 1961; MEICHENBAUM 1977). Nicht nur Experten profitieren von Selbstinstruktionen, auch Klienten können sich mit dieser Strategie beim Auftreten von Schwierigkeiten unterstützen. Eine Klientin, die an ihrem Arbeitsplatz ständig das Gefühl hat, schlechte Arbeit zu leisten, und daher befürchtet, von ihrem Vorgesetzten abgewertet zu werden, kann versuchen, ihre emotionalen Reaktionen zu kontrollieren, indem sie sich selbst daran erinnert, dass diese durch ihre Schemata hervorgerufen werden, die nicht die Realität widerspiegeln, und dass sie es schaffen wird, ihre Schemata zu überwinden.

Zeitmanagement Experten reservieren sich ein bestimmtes Zeitpensum, um an ihren Zielen zu arbeiten. Wir beobachten oft, dass Klienten oder Klientinnen manchmal nur eine einzige Stunde in der Woche nutzen, um Fortschritte zu erreichen: die eine Stunde, die sie bei uns verbringen. Entsprechend empfehlen wir dann, sich zusätzlich zu den Therapiestunden Zeit zu reservieren, um sich auf die Therapie vorzubereiten (»An welchem Thema möchte ich in der kommenden Stunde arbeiten?«) oder um in der Therapie besprochene Transferaufgaben zu lösen (»Heute werde ich mich einer schwierigen Situation stellen«). Wer sich diese Zeit nimmt, erreicht rascher Fortschritte.

Kontrolle des Fortschritts Expertinnen und Experten dokumentieren regelmäßig (meist in schriftlicher Form) ihre Fortschritte. Das hat zum einen eine motivierende Funktion, da man gerade bei komplexen Zielen ständig nachvollziehen kann, dass man sich dem Ziel tatsächlich annähert. Zudem können Protokolle sehr hilfreich sein, wenn man herausfinden will, warum die Zielverfolgung ins Stocken geraten ist. Wir empfehlen Klienten oft, ein Therapietagebuch zu führen, in welchem sie die in der Therapie erzielten Erkenntnisse (in Form von Schlussfolgerungen) und Fortschritte (»Heute ist es mir gelungen, in Gegenwart meines Chefs ruhig zu bleiben; ich scheine mein Schema immer besser in den Griff zu bekommen!«) festhalten. Dies hilft ihnen, sich Fortschritte zu vergegenwärtigen, und zeigt ihnen, in welchen Bereichen sie noch weiter an sich arbeiten können.

Selbstbelohnung Expertinnen und Experten belohnen sich für Fortschritte und wir denken, dass Klienten ebenso ein Recht darauf haben. Selbstbelohnungen haben allerdings nur dann einen motivierenden Effekt, wenn sie an konkrete, vor der Belohnung definierte Kriterien gekoppelt werden. Sich unabhängig von Fortschritten alle fünf Therapiestunden zu belohnen lädt nicht dazu ein, echte Veränderungen in seinem Leben anzustreben.

TEIL 2
THERAPEUTISCHE STRATEGIEN ZUR STEIGERUNG DER ÄNDERUNGSMOTIVATION

In diesem Teil des Buches führen wir therapeutische Strategien näher aus, mit deren Hilfe man die Motivation des Klienten im Prozess effektiv steigern kann: die Motivation, sich zu verändern, die Motivation, im Prozess konstruktiv mitzuarbeiten und Interventionen der Therapeutin bzw. des Beraters zu folgen.

Wir beginnen mit einer Darstellung grundlegender Strategien, mit deren Hilfe man die Valenz (= den subjektiven, persönlichen Wert) von Kosten und Zielen steigern kann. Dies sind sehr elementare Überlegungen, die allen komplexeren Strategien zugrunde liegen.

Sodann gehen wir auf »Gesprächsmethoden« ein, d. h. auf therapeutische Strategien, die wir direkt im Gespräch anwenden können. Diese Methoden sind damit sehr oft anwendbar, gut »dosierbar« und erfordern keinen speziellen Aufwand.

Grundsätzliche Strategien der Valenz-Steigerung

In diesem Kapitel entwickeln wir prinzipielle Vorgehensweisen, mit deren Hilfe man die subjektive Bedeutsamkeit (Valenz) von Kosten (die durch das dysfunktionale System entstehen) und Zielen (die sich durch Therapie und Beratung erreichen lassen) steigern kann, sodass sich der Anreiz für den Klienten, die Kosten zu senken und die Ziele zu erreichen, erhöht.
Dazu werden wir uns zunächst mit dem Valenz-Aspekt befassen, also mit der Frage, wie wir den »Wert der Veränderung« für die Klienten steigern können. Wie kann man die Kosten des gegenwärtigen Systems sowie die Gewinne einer Veränderung persönlich relevant machen und die Gewinne des dysfunktionalen Systems sowie die Kosten der Veränderung schmälern?
Wir wollen nun prinzipielle Vorgehensweisen diskutieren, die wir verfolgen können, um die Änderungsmotivation zu steigern. Prinzipiell lassen sich vier Wege definieren:

- Kosten des dysfunktionalen Systems herausarbeiten,
- Gewinne der Veränderung herausarbeiten,
- Kosten der Veränderung herausarbeiten,
- Gewinne des dysfunktionalen Systems herausarbeiten.

Unserer Erfahrung nach sollten im Therapie- bzw. Beratungsprozess diese Vorgehensweisen auch in dieser Reihenfolge realisiert werden.

ABBILDUNG 6
Vorgehensweisen zur Steigerung der Motivation

dysfunktionales Handeln	4. Gewinne des dysfunktionalen Handelns herausarbeiten	→	Möglichkeiten, Gewinne durch angemessenes Handeln zu erhalten	→	Relevanz der Gewinne Gewinne ⟷ Motive	→	kontra Veränderung
dysfunktionales Handeln	1. Kosten deutlich machen	→	Verantwortung für Kosten herausarbeiten	→	Relevanz der Kosten Kosten ⟷ Motive	→	pro Veränderung
Veränderung	2. Gewinne der Veränderung deutlich machen	→	Möglichkeiten der Veränderung herausarbeiten Selbsteffizienz-Erwartung	→	Relevanz der Gewinne Gewinne ⟷ Motive	→	pro Veränderung
Veränderung	3. Kosten der Veränderung herausarbeiten	→	Möglichkeiten der Kostenreduktion	→	Relevanz der Kosten Kosten ⟷ Motive	→	kontra Veränderung

Kosten des dysfunktionalen Systems herausarbeiten

Ein dysfunktionales System (z. B. problematische Schemata, problematische Emotionen, problematisches Verhalten) bereitet einer Person immer Kosten. Solche Kosten sind zum Beispiel:

- die permanente Nichterfüllung relevanter Motive oder wichtiger Ziele und damit ein Gefühl permanenter Unzufriedenheit oder wiederkehrende Erlebnisse von Frustration;
- systematische Self-Handicappings (vgl. MUMMENDEY 2000), wie z. B. sich nicht trauen, wichtige Aufgaben zu übernehmen, mit Kollegen aneinandergeraten, Konzentrationsprobleme u. Ä.;
- immer wieder auftretende negative Emotionen wie Ärger, Angst, Traurigkeit;
- immer wieder auftretende psychische Symptome wie Panik, Depression, psychosomatische Erkrankungen;
- immer wieder auftretende Interaktionsprobleme, wie Konflikte mit dem Partner, Arbeitskollegen, dem Chef.

Alle Klienten haben irgendwelche Kosten, sonst wären sie nicht Klienten; allerdings reicht die Existenz von Kosten allein noch nicht aus, um aus ihnen einen Faktor der Änderungsmotivation zu machen. Ein Grund dafür ist, dass Klienten sich Kosten schönreden: Sie können kognitiv die Kosten verharmlosen, indem sie z. B. denken:

- »Das ist ja alles nicht so schlimm.«
- »Das halte ich alles schon aus.«
- »Vielleicht passiert ja auch gar nichts.«

Dem Klienten die Augen für die Kosten öffnen

Solange Klientinnen und Klienten solche Strategien anwenden, wirken sich Kosten nicht motivationssteigernd aus. Daher ist es erforderlich, dass sie solche Strategien systematisch sabotieren. Die erste relevante Strategie lautet daher: Kosten deutlich machen! Das bedeutet z. B., dass Therapeuten bzw. Beraterinnen systematisch

- den Klienten bei allen Gelegenheiten auf Kosten aufmerksam machen;
- deutlich machen, was die Kosten genau und konkret sind, und die Kosten dabei »ausmalen«;
- deutlich machen, dass die Kosten auftreten, wie häufig sie auftreten und dass der Klient sie im Augenblick gar nicht verhindern kann.

Dies tun wir immer wieder aufs Neue: Wir »spiegeln« die Kosten, und zwar schonungslos und deutlich, dabei aber bleiben wir zugewandt und freundlich; wir wollen ja der Person keineswegs »einschenken«, sondern sie zu einer Veränderung motivieren. Also folgt das Deutlichmachen der Kosten der Devise: »Ich denke, es ist wichtig, Sie auf die Kosten aufmerksam zu machen, damit Sie über Veränderungen nachdenken« – aber keinesfalls folgt es der Devise: »Hab ich dich erwischt, du Schweinehund!«

Zu einer Änderungsmotivation ist es erforderlich, dass man nicht nur erkennt, dass man Kosten hat, sondern auch, dass man die Kosten selbst verursacht. Die betreffende Person muss die Verantwortung für die Kosten übernehmen, ansonsten kann sie nicht erkennen, dass sie selbst aktiv werden muss, um die Kosten zu reduzieren.

Dem Klienten deutlich machen: Er selbst verursacht die Kosten!

Daher ist unsere nächste Aufgabe, der Person deutlich zu machen, dass sie selbst die Kosten erzeugt, und zwar bei jeder Gelegenheit. Wir weisen die Person z. B. darauf hin,

- dass ihre Unzufriedenheit darauf zurückgeht, dass sie sich selbst dafür entschieden hat, bestimmten Zielen keine Aufmerksamkeit zu schenken;
- dass ihre Konflikte am Arbeitsplatz durch ihr rechthaberisches Verhalten verursacht werden und dass dies auf ihre Regel-Setzer-Struktur zurückgeht;
- dass die Entscheidung, bestimmte Aufgaben nicht zu übernehmen, auf Ängste zurückgeht, die wiederum auf negativen Selbst-Schemata basieren usw.

Wir machen deutlich, dass die Kosten auf Verhalten und Entscheidungen der Person basieren und dass diese wiederum auf dysfunktionale Schemata zurückgehen. Wir machen daher immer wieder klar, dass die Kosten auf Aspekte der Person zurückgehen, die die Verantwortung für diese Kosten trägt. Dies aufgrund der psychologischen Erkenntnis, dass man ein Problem nur dann lösen kann, wenn man dafür die Verantwortung übernimmt. Denn nur dann gibt es überhaupt einen guten Grund dafür, etwas dagegen zu tun; und nur dann kann man motiviert sein, aktiv dagegen vorzugehen.

Dem Klienten offenbaren, wie hoch die Kosten für ihn sind

Die dritte Strategie, die ein Therapeut oder eine Beraterin verfolgen sollte, ist die, dem Klienten aufzuzeigen, in welchem Ausmaß er die Kosten wirklich nicht will: Hier machen wir die persönliche Relevanz der Kosten deutlich. Wir sollten immer wieder auf die persönliche Relevanz der Kosten aufmerksam machen! Dazu erarbeiten wir mit dem Klienten z. B.,

- dass ein Kostenfaktor seines Handelns ständige Konflikte mit seiner Partnerin sind; wir erarbeiten mit dem Klienten, dass dieser aber stark daran interessiert ist, eine enge Bindung zu haben, und daher die Kosten seinen wichtigen Motiven widersprechen;
- dass der Klient ein starkes Anschlussmotiv hat und gerne viele Freunde hätte; da er aber seine Zeit mit Arbeiten verbringt, kann er das nicht; wir erarbeiten nun mit dem Klienten, wie sehr ihm die Kontakte wirklich fehlen und dass dies seine Lebensqualität stark beeinträchtigt;
- dass der Klient gerne souverän und selbstsicher wäre, dass seine Regel-Setzer-Strukturen jedoch dazu führen, dass er sich ständig aufregt und ärgert und damit ständig negatives Feedback verteilt; wir erarbeiten mit dem Klienten, wie unangenehm es ihm im Grunde ist, wenn er kleinlich, streitsüchtig und rechthaberisch erscheint.

Diese Strategien

- machen dem Klienten nicht nur klar, dass er Kosten hat, sondern auch, dass er diese Kosten wirklich nicht will;
- machen die Kosten damit für den Klienten hoch relevant;
- machen es dem Klienten damit auch unmöglich, die Kosten zu bagatellisieren oder sie sich »schönzureden«.

Als vierte Strategie sollte der Therapeut oder die Beraterin nun noch die Schlussfolgerung deutlich machen, denn diese sollte man besser nicht dem Klienten selbst überlassen: Wir machen deutlich, dass sich aus der Tatsache, dass die Person relevante Kosten hat, die sie selbst erzeugt, geschlossen werden sollte, dass sie nun sehr gute Gründe dafür hat, diese Kosten zu reduzieren.

Gewinne der Veränderung bearbeiten

Man muss sich als Therapeutin oder Berater klarmachen, dass man über die Kosten die betreffende Person bewegen kann, aktiv zu werden. Sie kann erkennen, dass sie den gegebenen Zustand auf keinen Fall weiter tragen will. Man sollte sich aber auch klarmachen, dass eine Motivation durch Kosten eine Vermeidungsmotivation ist; und das bedeutet, dass man dadurch eine Bewegung von etwas weg erzeugt:

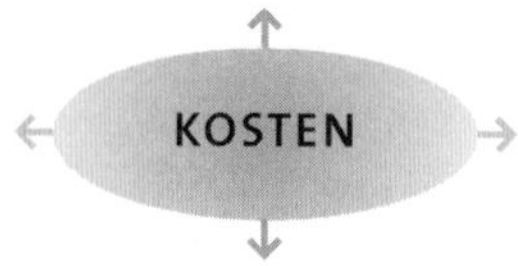

ABBILDUNG 7
Kosten zu reduzieren heißt, von einem Zustand wegzukommen.

Wenn man von etwas wegwill, dann impliziert dies aber noch keineswegs, dass man weiß, wo man hinwill. Eine Vermeidungsmotivation gibt an, wovon man wegwill, jedoch nicht, wohin man will. Weist jemand nur eine Vermeidungsmotivation auf, so fehlt ihm eine positive Zielkomponente, die angibt, was er statt dem, was nicht mehr will, nunmehr wollen könnte.

Daher müssen wir neben einer Vermeidungsmotivation immer auch eine Annäherungsmotivation aufbauen. Und dazu müssen wir mögliche Gewinne deutlich machen, die sich aus den Veränderungen ergeben können. Mit der betreffenden Person sind im Laufe der Therapie bzw. Beratung konkrete Ziele zu definieren, die sie erreichen will, und es ist mit ihr herauszuarbeiten, wie persönlich relevant diese Ziele sind.

Positive Ziele zu erarbeiten ist für Hilfesuchende nicht einfach. Meist wissen sie zu Beginn einer Therapie noch nicht genau, was sie wollen; sie wissen aber auch nicht, was realistische Ziele sind, die man mithilfe von Therapie oder Beratung überhaupt erreichen kann. Daher gibt es gute Gründe für die Annahme, dass sehr viele Klienten zu Beginn noch gar nicht in der Lage sind, Ziele verbindlich zu definieren (Püschel 2006). Aus diesem Grund erscheint uns ein »goal-attainment-scaling« zu Therapiebeginn auch wenig sinnvoll. Vielmehr muss man davon ausgehen, dass Klienten und Klientinnen

- erst im Laufe der Therapie bzw. Beratung langsam ihre Aufmerksamkeit von Problemen weg auf Ziele lenken können;
- erst langsam mithilfe des Therapeuten bzw. der Beraterin erarbeiten können, was sie wirklich erreichen wollen und welche Veränderungen wirklich zu ihnen passen;
- erst im Laufe der Therapie oder Beratung einschätzen können, welche Ziele in und mit ihr realistischerweise erreicht werden können.

Deshalb sollten Therapeuten und Beraterinnen immer wieder mit den Personen daran arbeiten, was diese erreichen wollen, also die Frage immer wieder aufwerfen, welche Therapie- bzw. Beratungsziele sie haben und wie sie durch diese gewinnen. Alle Beteiligten sollten sich aber darüber im Klaren sein, dass die definierten Ziele möglicherweise vorläufig sind und weiterentwickelt werden können. Auch bezüglich positiver Ziele sollten wir vier Strategien verfolgen:

In der ersten Strategie sollten wir immer wieder die Frage anregen, was jemand erreichen will:

- Wie stellt sich der Klient im Hinblick auf ein Problem einen positiven Zielzustand vor?
- Wenn er etwas verändern möchte, wie stellt er sich das Ergebnis dieser Veränderung vor?
- Wenn er keine Angst mehr hat, sich durchzusetzen, wie stellt er sich dann sein Verhalten vor?
- Wenn er keine Konflikte mit seiner Partnerin mehr hätte, was hätte er dann?
- Wenn er sein Arbeitspensum reduzieren würde, was würde er dann mit seiner freien Zeit machen?

Es ist wichtig, dass wir diese Fragen immer wieder aufwerfen, damit Klienten eine positive Änderungsperspektive entwickeln und diese auch im Auge behalten.

Allerdings nützt eine positive Änderungsperspektive allein wiederum nichts im Hinblick auf Motivation: Solange man diese nicht für realistisch, also nicht für erreichbar hält, wirkt sie sich auch nicht positiv motivierend aus (das leitet sich aus der »Expectancy-x-Value-Theorie« ab: Selbst wenn der subjektive Wert eines Anreizes sehr groß ist, ist die Motivationstendenz null, wenn die Annahme, diesen erreichen zu können, null ist). Daher ist es therapeutisch erforderlich, die Selbsteffizienz-Erwartung im Hinblick auf den Anreiz zu stärken. Wir müssen deutlich machen, dass die Person (u.U. auch mit unserer Hilfe) in der Lage ist, den angestrebten Zustand herzustellen.

Deshalb müssen wir alle relevanten Fähigkeiten und Ressourcen der Klientin herausstellen – und ihr deutlich machen,

- was sie bisher konnte und erreicht hat, und aufzeigen, dass sie auch jetzt die Fähigkeiten und Möglichkeiten hat, relevante Ziele zu erreichen;
- dass sie neue Fertigkeiten, Problemlösungskompetenzen usw. in der Therapie lernen kann;
- dass sie Unterstützung durch ihr soziales Netz erhalten kann usw.

Wichtig ist es auch, gemeinsam zu klären, welches die persönlichen Relevanzen der Ziele sind. Wir erarbeiten gemeinsam,

- welche Motive die Person befriedigen kann, wenn sie ein Therapieziel erreicht, was genau sie davon hat und welche positiven Gefühle eine Zielerreichung auslösen würde;

- welche weiteren Konsequenzen sich aus der Erreichung der Therapieziele ergeben würden; die Person soll systematisch durchdenken, was sich langfristig noch positiv ändern würde oder könnte, und prüfen, was diese Konsequenzen für sie bedeuten würden.

Kosten der Veränderung bearbeiten

Als Therapeutin oder Berater sollte man sich aber nichts vormachen und auch den Hilfesuchenden nicht: Jede Veränderung ist nicht nur mit dem Wegfall von Kosten und dem Gewinn positiver Zustände verbunden, sondern auch mit Kosten. Um eine tragfähige Entscheidung für einen Veränderungsprozess treffen zu können, ist es wichtig, dass man sich diesen Kosten stellt. Daher sollten wir immer auch anregen, die Kosten einer Veränderung zu prüfen, und erarbeiten, wie man diese in der Therapie oder Beratung senken kann.

Neues Verhalten kann auch neue Probleme bringen – deshalb immer wieder die Kosten der Veränderung analysieren.

Die erste Strategie ist hier, zusammen »dem Drachen ins Auge zu schauen«, also ohne jede Beschönigung zu erarbeiten, welche Kosten auf die Person zukommen, wenn sie den Prozess einer Veränderung einleitet. Und ähnlich wie bei Zielen muss man auch hier beachten, dass man womöglich an einem bestimmten Punkt der Therapie bzw. Beratung noch nicht alle möglichen Kosten erkennen kann. Daher sollte man die Analyse der Kosten im Prozess mehrfach wiederholen, denn neues Verhalten kann zu durchaus unerwarteten neuen Problemen führen, zu neuen Hindernissen, mit denen man sich auseinandersetzen muss.

Und obwohl man zu einem bestimmten Zeitpunkt der Therapie bzw. Beratung die Kosten noch nicht sicher abschätzen kann, sollte man sich dennoch mit denjenigen Kosten befassen, die man abschätzen kann. Diese können sehr verschiedener Art sein. Ein durchaus großer Kostenfaktor ist die antizipierte Anstrengung: Es ist anstrengend, sich Problemen zu stellen, auszuhalten, sie nicht sofort lösen zu können, Schemata zu klären, Schemata zu bearbeiten, Trainings zu machen und vor allem, neue Erkenntnisse in den Alltag zu übersetzen, sich Konflikten zu stellen und sie durchzustehen.

»Dem Drachen ins Auge sehen«

Ein weiterer relevanter Kostenfaktor ist die Konfrontation: Jede Veränderung setzt voraus, dass man sich dem, was verändert werden soll, stellt, dass man »dem Drachen ins Auge sieht«. Und dabei erkennt man in der

Regel Dinge, die einem nicht gefallen. Dies erzeugt negative Emotionen, Vermeidungstendenzen usw., die man aushalten und bearbeiten muss, wenn man sich verändern will.

Auch Frustrationen erzeugen Kosten: Viele Veränderungen werden sich nicht sofort umsetzen lassen, Versuche werden oft am Anfang scheitern oder sich als schwieriger erweisen als angenommen. Mit ziemlicher Sicherheit werden Erfahrungen von Frustration auf einen zukommen.

Risiken eingehen

Ein weiterer Kostenfaktor ist das Eingehen von Risiken. Man lässt sich bei jeder Veränderung auf ein Wagnis ein. Man weiß anfangs nicht, ob einem die Veränderung gelingen wird und ob man die Ziele erreichen kann. Und man kann auch nicht völlig sicher sein, ob sich der Zustand nicht verschlimmern wird (und oft tut er dies vorübergehend durchaus).

Kosten können auch dadurch entstehen, dass »die Realität zurückschlägt«: Partner wissen bisweilen die Veränderungen wenig zu schätzen, wodurch interaktionelle Konflikte entstehen können, die man durchstehen muss; auch Arbeitskollegen reagieren mitunter ungehalten, wenn man beginnt, sich stärker abzugrenzen und durchzusetzen. Die »Realität« kann manchmal »widerständig« reagieren und Familie und Kollegen sind womöglich zunächst durchaus nicht über die Veränderungen erfreut.

Daher ist es erforderlich, nach Herausarbeitung der Kosten zu klären, ob die betreffende Person mithilfe von Strategien (die sie womöglich in der Therapie bzw. Beratung lernen kann) die antizipierten Kosten reduzieren kann. Dabei geht es z. B. um Fragen wie:

- Kann die Person lernen (z. B. durch Techniken der Emotionsregulation (vgl. Gross 1999; Parkinson u. a. 1996; Znoj 2008), negative Zustände, die aus Konflikten, Frustrationen u. a. resultieren, besser auszuhalten?
- Kann sie lernen, besser mit Konflikten umzugehen? Kann sie lernen, auf Interaktionsprobleme konstruktiv zu reagieren?
- Kann sie akzeptieren, dass sie Anstrengung investieren muss, dass Versuche erst einmal scheitern können (wir möchten an dieser Stelle auch Meister Yoda heftig widersprechen: Es gibt ein »Versuchen« und Versuche sind notwendig!), dass Frustrationen zu jedem Lernen dazugehören und dass Veränderungen Geduld erfordern?
- Kann sie lernen, dass sie stark genug ist, sich »ihrem Drachen« zu stellen, dass sie stärker ist als ihre Probleme und dass sie nicht untergeht, wenn sie sich mit ihren negativen Aspekten beschäftigt?
- Kann sie erkennen, dass man das Eingehen von Risiken niemals vermeiden kann, dass Risiken ein integraler Bestandteil des Lebens sind und dass speziell jede Veränderung mit Risiken einhergeht?

Obwohl sich durch diese Strategien viele Kosten reduzieren lassen, bleiben immer noch Kosten übrig, die der Klient nicht vermeiden kann. Und im Hinblick auf diese sollte der Therapeut bzw. die Beraterin eine wesentliche Frage aufwerfen:
Der Klient sollte prüfen, ob er mit den Kosten der Veränderung, die auf ihn zukommen, leben kann, ob er sie bewältigen und sie als einen notwendigen Teil des Veränderungsprozesses akzeptieren kann.
Daher besteht die hier notwendige Strategie wiederum darin, die persönliche Relevanz der Kosten zu prüfen: zu prüfen, wie stark die Kosten mit Wünschen, Zielen, Normen des Klienten kollidieren, also zu prüfen, wie schmerzlich diese Kosten für den Klienten tatsächlich sind.

Jeder hat ein Recht auf seine Probleme und jeder hat ein Recht auf freie, auch auf falsche Entscheidungen.

Diese Prüfung, das sollte Beraterinnen und Therapeuten klar sein, kann tatsächlich zu dem Ergebnis führen, dass die Person die Kosten nicht aushalten kann oder will und dass sie sich damit tatsächlich gegen einen Veränderungsprozess entscheidet. Man kann hier noch mal prüfen, ob sie dies auch wirklich will und ob ihr alle Implikationen dieser Entscheidung klar sind, auch, dass ihr Zustand sich dann mit extrem hoher Wahrscheinlichkeit nicht verändern, ja dass er sich sogar mit hoher Wahrscheinlichkeit weiter verschlimmern wird. Entscheidet sich jemand dann dennoch gegen eine Veränderung, dann gilt es unserer Auffassung nach, die Entscheidung akzeptieren.

Gewinne des dysfunktionalen Systems bearbeiten

Bedauerlicherweise ist es aber mit diesen Analysen oft noch nicht getan. Es gibt zwar Probleme, wie z. B. »reine« Angststörungen, bei denen die Klienten keine Gewinne aus dem Problem ziehen, es gibt aber auch viele Probleme, z. B. Persönlichkeitsstörungen, bei denen sie dies tun (vgl. Sachse 2000b, 2001a, 2001b, 2002, 2003, 2004a, 2004b, 2004c, 2006b, 2007b, 2007c). Bei sogenanntem »Spielverhalten« schaffen Menschen es, durch manipulatives Handeln andere dazu zu bringen, ihren Zielen dienlich zu sein. Dadurch können diese Menschen aus ihrem dysfunktionalen Handeln mitunter beträchtliche Gewinne erzielen. Und natürlich stehen diese Gewinne konstruktiven Veränderungen erheblich im Wege. Denn eine Veränderung würde implizieren, dass die Person auf diese Gewinne verzichten müsste, und dies wird sie nicht ohne Weiteres tun.

Sollten also derartige Gewinne im Spiel sein, dann ist es unseres Erachtens erforderlich, dass wir diese Gewinne im Prozess systematisch bearbeiten. Die erste Strategie besteht hier wiederum darin, herauszuarbeiten, dass es derartige Gewinne gibt und worin genau sie bestehen. Dies ist nicht einfach, da

Gewinne von Problemen müssen bearbeitet werden.

- den Personen oft gar nicht klar ist, dass sie sich manipulativ verhalten und welche Effekte sie genau durch dieses Handeln bewirken;
- sie, selbst wenn es ihnen klar ist, dies nicht gerne zugeben und sie damit die Aufdeckung dieser Manipulationen zu verhindern suchen.

Therapeutisch bzw. beraterisch sind hier oft konfrontative Strategien erforderlich (vgl. Sachse 2001, 2002; Sachse u. a. 2010, 2011a): Wir müssen auf derartiges Verhalten und die daraus resultierenden Gewinne aktiv aufmerksam machen, und zwar so lange, bis die betreffenden Personen diese Aspekte akzeptieren. Erst wenn sie dies tun, können wir gemeinsam Schritt für Schritt herausarbeiten, welche Gewinne die Personen genau erzielen, also z. B. Fragen analysieren wie:

- »Welche Arten von Zuwendung erhalte ich von meinem Partner, wenn ich mich ängstlich zeige?«
- »Was tut mein Partner für mich, wenn ich mich als unselbstständig darstelle?«
- »Wer springt wie für mich ein, wenn ich deutlich mache, dass ich mich selbst nicht verteidigen kann?«
- »Wer erledigt was für mich, wenn ich signalisiere, dass ich Hilfe brauche?«

Als nächste Strategie ist es nun wichtig, zu analysieren, welche dieser Gewinne durch eine konstruktive Verhaltensänderung wegfallen würden:

- »Wie würde sich das Verhalten meines Partners ändern, wenn ich keine Angst mehr hätte?«
- »Was würde mein Partner nicht mehr für mich tun, wenn ich selbstständig wäre und das auch zeigen würde?«
- »Wer wäre noch an meiner Seite, wenn ich deutlich machen würde, dass ich selbst stark bin?«
- »Wer erledigt für mich noch Aufgaben, wenn deutlich wird, dass ich es auch selbst kann?«

Sobald klar ist, welche Gewinne wegfallen würden, wenn die Klientin ihr Verhalten in konstruktiver Weise ändert, kann durch die nächste therapeutische bzw. beraterische Strategie geklärt werden, ob sie diese Gewinne oder Teile davon oder äquivalente Gewinne auch durch konstruktives Verhalten erzielen könnte. Dies sind Fragen wie:

- Erhält die Klientin auch Zuwendung vom Partner, wenn sie sich angemessen verhält?
- Bekommt sie auch Hilfe und Unterstützung, wenn sie authentisch darum bittet?
- Nimmt ihr der Partner auch Arbeit ab, wenn sie diesen offen fragt?

In der Regel zeigen solche Analysen, dass man einige dieser Gewinne oder aber relevante andere Gewinne durchaus auf authentischem, unproblematischem Wege erreichen kann und dass man daher das problematische Verhalten gar nicht benötigt.

Es kann aber auch sein, dass man bestimmte Gewinne nicht auf authentischem Wege erlangen kann, d. h., dass man durch eine Veränderung bestimmte Gewinne verlieren würde. Dann ist es erforderlich, mithilfe der nächsten therapeutischen Strategie zu klären, wie groß die persönliche Relevanz dieser Verluste wäre. Also muss man Fragen verfolgen wie:

- »Wie wichtig sind mir die Gewinne, die ich verlieren würde?«
- »Gelingt es mir, auf sie zu verzichten?«
- »Kann ich mit ihrem Verlust leben?«
- »Gelingt es mir, die Verluste irgendwie zu kompensieren?«

Der Klient entscheidet, ob er die durch eine Veränderung zu erwartenden Verluste tragen kann und will.

Und auch hier sollte sich der Therapeut bzw. die Beraterin darüber im Klaren sein, dass die betreffende Person zu dem Ergebnis kommen kann, dass sie den Verlust nicht aushalten kann oder will. Auch hier kann sie sich also wiederum gegen eine Veränderung entscheiden. Und wiederum können wir hier klären, ob sich die Person aller Implikationen dieser Entscheidung bewusst ist. Falls ja, sollten wir auch hier die Entscheidung der Person akzeptieren. Wenn jemand seine Probleme wirklich behalten will, sollte ihm das auch gestattet sein. Therapeuten und Beraterinnen sind keine Retter und keine Ritter, die in schimmernder Rüstung durch die Landschaft reiten und Jungfrauen aus Sümpfen ziehen. Sie sind auch keine Missionare und keine Erlöser. Sie helfen Klienten dann, und nur dann, wenn diese sich im Therapie- und Beratungsprozess dafür entscheiden, zu kooperieren, und sich irgendwann dazu entscheiden, sich wirklich ändern zu wollen. Entscheiden sie sich dagegen, dann haben Therapeuten und Beraterinnen »kein Mandat mehr« für irgendeine therapeutische bzw. beraterische Aufgabe.

Gesprächsmethoden

In diesem Kapitel behandeln wir, wie eine Therapeutin oder ein Berater einen Hilfesuchenden im Rahmen einer Intervention, mit Methoden der Gesprächsführung, motivieren kann. Zu Beginn gehen wir auf Unterschiede unseres Ansatzes zum Ansatz des »motivational interviewing« ein.

Eine Motivierung auf der Mikroebene erfolgt in den meisten Fällen über sprachliche Interventionen. Strategien zur Steigerung der Valenz, zur Steigerung der Einschätzung der Erfolgswahrscheinlichkeit und zur Steigerung der Entschlossenheit werden dabei in einem direkten therapeutischen bzw. beraterischen Dialog umgesetzt.

An dieser Stelle weist unser Ansatz Ähnlichkeiten zum Vorgehen des »motivational interviewing« auf, ist aber insgesamt stärker in die therapeutischen Prinzipien der Klärungsorientierten Psychotherapie (vgl. Sachse & Sachse 2016) eingebettet als in die klassische klientenzentrierte Rogerianische Therapie.

Wir beziehen uns hier auf die Konzepte und Interventionen des Motivational Interviewing in der dritten Auflage (Miller & Rollnick 2015; vgl. auch Noack & Mrose 2017; Schmid u. a. 2016), in der es einige Veränderungen gab: Der Begriff des Widerstandes wird auf Grund einer möglichen Pathologisierung nicht mehr verwendet. Zudem werden vier aufeinander aufbauende Prozesse postuliert, in denen unterschiedliche Interventionen in Richtung Veränderung führen sollen, auf die wir im Folgenden näher eingehen.

Die motivierende Gesprächsführung wurde ursprünglich von Miller und Rollnick für den Suchtbereich konzipiert (vgl. Bein u. a. 1993; Miller 1983; Miller & Rollnick 2002; Spaeth u. a. 2017). Sie versteht sich selbst als geleitete, klientenzentrierte Methode, die über den Suchtbereich hinaus als eigenständiger Ansatz oder in Kombination mit anderen Therapieformen fungieren kann. Das Ziel der motivierenden Gesprächsführung besteht darin, die Ambivalenzen eines Klienten durch Grundhaltungen und Strategien in Richtung Veränderung zu steuern. Ambivalenzen der Klienten werden dabei als normaler Zustand im Veränderungsprozess verstanden. Die motivierende Gesprächsführung versucht, die intrinsische Motivation der betreffenden Person – ihre ureigene, ihr innewohnende

Motivation – zu fördern und eine mögliche Reaktanz – ihre etwaige »Widerständigkeit« – zu vermeiden, indem man unterstützend und wertfrei vorgeht und nicht versucht, die Person zu »überreden«.

Ziel ist es, ein produktives Klima schaffen, in dem das Gegenüber eigene Motive und Präferenzen erforschen kann und selbst Argumente pro und contra einer Veränderung generiert, um so eine Absicht für eine Veränderung zu entwickeln. Die notwendige Voraussetzung für ein solches Klima ist eine grundsätzliche therapeutische Haltung von Empathie, Interesse, Authentizität, positiver Zuwendung und Respekt vor der Autonomie der Klienten.

Miller und Rollnick gehen abhängig vom Stand des Klienten von vier aufeinander aufbauenden Prozessen aus:

Beziehungsaufbau In dieser Phase soll eine vertrauensvolle Klient-Therapeut-Beziehung durch die empathische und wertschätzende Grundhaltung des Therapierenden bzw. Beratenden aufgebaut werden, welche als Voraussetzung für die Verhaltensänderung gesehen wird.

Fokussierung Um die Problemlage des Klienten, der Klientin besser zu verstehen, soll das Gegenüber angeregt werden, offen über seine Werte und Motive für und gegen eine Veränderung zu sprechen.

Evokation Der Klient, die Klienten soll mit professionelle Unterstützung des Therapeuten in die Lage versetzt werden, autonom eine Entscheidung für oder gegen eine Veränderung zu treffen.

Planung In dieser Phase soll der Klient einen konkreten Veränderungsplan entwickeln und umsetzen. Eine professionelle Unterstützung des Veränderungsprozess kann beispielsweise darin bestehen, die Selbstverpflichtung des Klienten zu erhöhen.

Wir sollten im Prozess überdies folgende Strategien und grundlegende Fer Offene Fragen stellen Statt Ja-/Nein-Fragen lieber W-Fragen stellen: was, wie, wann, warum? (Keine Vorgaben machen und keine »Multiple-Choice-Fragen« stellen.)

Offene Fragen stellen Ja-Nein-Fragen sind zu vermeiden.

Reflektierend zuhören Die Bedeutung des Gesagten reflektieren.

Würdigung Die Sichtweisen des Gegenübers sollen verstanden sowie konstruktive und positive Veränderungen gewürdigt und verstärkt werden.

Zusammenfassen Zusammenfassungen gezielt einsetzen, um wichtige Aspekte hervorzuheben und Ambivalenzen deutlich zu machen.

Change-Talk hervorrufen Ein Gespräch über Veränderung (den »Change-Talk«) auslösen und verstärken.

Die Grundannahmen und Strategien der motivierenden Gesprächsführung sind mit dem von uns in diesem Buch dargestellten Ansatz vereinbar.

Die klientenzentrierte, wertschätzende Haltung sowie der Umgang mit Ambivalenzen stimmen mit unseren Ansichten überein. Jedoch geht unser Ansatz unseres Erachtens darüber hinaus.

Für den Veränderungsprozess ist es unabdingbar, zu erforschen, welche Gründe jemand hat, »unmotiviert« zu sein. Handelt es sich um eine Motivationsblockade, welche z. B. durch unklare Ziele bedingt ist, oder um mangelnde Motivation z. B. aufgrund von fehlenden Anreizen, so ist das therapeutische bzw. beraterische Vorgehen spezifisch daran anzupassen. Haben Betroffene aufgrund von Alienation keinen Zugang zu ihrem eigenen Motivsystem, ist eine Technik wie Change-Talk allein nicht ausreichend. Denn ohne die Bearbeitung der Alienation können Betroffene nicht genau sagen, was sie stört oder was genau sie erreichen wollen. Sie können mögliche Alternativen nicht erkennen. Motivationsstrategien können entsprechend nicht greifen, da die Personen gar nicht wissen, wohin sie sich verändern wollen, und es könnte womöglich ein Ziel verfolgt werden, welches ihrem Motivsystem widerspricht und somit auch keine Zufriedenheit auslöst. Zudem ist es wichtig, zu erkennen, in welcher Phase des Entscheidungsprozesses eine Person sich befindet: Techniken zur Steigerung der Motivation sind unserer Ansicht nach nur dann sinnvoll, wenn jemand »den Rubikon überschritten« und eine klare Entscheidung getroffen hat, welches Ziel er verfolgen will, denn in der Motivierungsphase haben, wie erläutert, Entscheidungen das »Niveau von Silvestervorsätzen«. Eine ausreichende Änderungsmotivation kann aber erst dann entstehen und gesteigert werden, wenn eine explizite Entscheidung getroffen wurde.

Daher ist unserer Ansicht nach eine genauere Analyse der Hinderungsgründe sowie der Motivationsphasen unabdingbar, denn nur wenn das therapeutische und beraterische Vorgehen daran spezifisch angepasst wird, kann eine Strategie sinnvoll greifen.

Zunächst Ambivalenzen und Widerstände analysieren, dann das weitere Vorgehen darauf abstimmen

Prinzipien

Realisiert ein Therapeut oder eine Beraterin im Beratungs- bzw. Therapieprozess Strategien einer Motivationssteigerung, dann sollten sie dabei immer den folgenden Prinzipien folgen:

- Therapeutinnen und Berater sollten ihre Interventionen zur Motivationssteigerung immer in eine allgemeine Beziehungsgestaltung einbetten (vgl. SACHSE 2000b, 2006c): die Person empathisch begleiten und verstehen, akzeptieren und respektvoll behandeln, sodass sie sich angenommen fühlt und den Eindruck gewinnt, dass sie nicht manipuliert oder »verändert« werden soll, sondern dass ihr geholfen wird, einen eigenen Weg zu finden.

- Die Interventionen sollten immer auch in eine komplementäre Beziehungsgestaltung eingebettet sein (SACHSE 2015): Wir sollten uns zu den zentralen Beziehungsmotiven der Person komplementär (= bedürfnisbefriedigend) verhalten, um bei ihr »Beziehungskredit« zu schaffen.

Wir sollten uns klarmachen, dass wir zwar die »Prozess-Experten« sind und der Person durch gezielte Interventionen bei Veränderungen helfen können, dass aber alle Veränderungen von dieser selbst gewollt und realisiert werden müssen.

»Neutralität« des Therapeuten

Daher können wir zwar beraten, konfrontieren, Prozesse steuern usw., der Person aber nichts vorschreiben. Ob sie eine Veränderung umsetzt und welche, entscheidet letztlich immer sie selbst.

Daher sollten wir nichts »für den Klienten wollen«: Wir sollten nicht glauben zu wissen, wie er sein Leben zu gestalten hat; wir sollten nicht denken, dass wir seine Entscheidungen bestimmen können; wir sollten von den Veränderungen nicht persönlich abhängig sein und den Klienten nicht missionieren und nicht versuchen, ihn zu »retten«.

Wir sollten Interventionen immer »widerspruchsermöglichend« (FIEDLER 1980) machen: Vorschläge machen, deutlich machen, was ein Klient tun müsste, wenn er seine Kosten reduzieren will u. Ä. Wir zwingen aber zu gar nichts, nehmen keine Interventionen vor, die Reaktanz (BREHM 1966) auslösen. Wenn jemand sich nicht ändern will, dann können wir

- klären, warum das so ist;
- klären, ob er dies überdenken will;
- ihn mit allen Implikationen dieser Entscheidung konfrontieren und
- klären, ob er bereit ist, diese zu akzeptieren.

Will die Person sich auch danach nicht ändern, so müssen wir dies akzeptieren. Andererseits sollten wir aber alle therapeutischen bzw. beraterischen Strategien nutzen, die geeignet sind,

- die Compliance der Person zu steigern, also sie dazu zu bringen, unseren Interventionen zu folgen und mit uns zusammenzuarbeiten;
- ihre Änderungsmotivation zu steigern.

Strategien

Kosten bewusst machen

Es ist für eine Änderungsmotivation von Menschen wichtig, dass sie die Kosten des dysfunktionalen Systems bewusst repräsentieren. Nur wenn sie diese Kosten »auf dem Schirm haben«, werden diese auch motivationsrelevant. Klienten und Klientinnen neigen jedoch stark dazu, diese Kosten aus ihrem Bewusstsein auszublenden oder sie sich schönzureden: »Es ist ja alles gar nicht so schlimm«, »Damit kann ich schon leben« u. Ä.
Sobald wir genügend Beziehungskredit haben, sollten wir daher jede Gelegenheit nutzen, Kosten, ungünstige Folgen, unangenehme Effekte usw. des dysfunktionalen Systems zu verbalisieren:

BEISPIEL
wie man die Kosten des dysfunktionalen Systems sichtbar machen kann

»Durch Ihr Verhalten möchten Sie Ihren Mann gerne ›auf Kurs bringen‹, aber Sie merken, es funktioniert nicht. Ihr Mann wird immer ungehaltener und saurer.«
»Sie merken, dass Sie im Grunde immer unzufriedener werden, und können immer weniger dagegen machen.«
»Durch Ihre Arbeit bleiben alle Ihre Hobbys auf der Strecke und Sie haben kaum noch Zeit für sich selbst.«
»Sie merken, dass Ihr Gesundheitszustand immer schlechter wird: Ihre Blutdruckwerte werden schlechter, Ihr EKG wird schlechter und Ihr Arzt sagt Ihnen, dass Sie auf einen Herzinfarkt zusteuern.«
»Wenn Sie Ihren Chef kritisieren, hoffen Sie, dass er Sie ernst nimmt, aber Sie merken, dass er nur noch mehr Druck auf Sie ausübt.«
»Es fällt Ihnen schwer, Ihrer Frau zu verzeihen, aber es ist Ihnen klar: Wenn Sie so weitermachen, wird sie Sie wahrscheinlich verlassen.«

Kosten relevant machen

Bestimmte Konsequenzen, die das dysfunktionale Handeln von Klienten nach sich zieht, sind nur dann für sie relevante Kosten, wenn sie sie beeinträchtigen. Dies tun sie nur dann, wenn sie die Befriedigung von Motiven verhindern, wenn sie Ziele sabotieren oder wenn sie gegen Normen verstoßen. Ein Klient, der aufgrund einer Höhenphobie nicht auf Türme kann, wird diese Kosten dann nicht als relevant erleben, wenn er gar nicht auf Türme steigen will. In diesem Fall wird er aber auch nicht motiviert sein, etwas gegen die Phobie zu tun.

Wenn Kosten für jemandes Änderungsmotivation relevant werden sollen, dann muss ihm bewusst werden, dass sie wichtigen Motiven widersprechen, wichtige Ziele sabotieren. Erst wenn ihm dies klar ist, werden die Kosten für ihn persönlich relevant.
Und auch hier kann eine Person die persönliche Relevanz abwerten (»Das ist mir doch nicht so wichtig«) oder schlicht ausblenden und sie kann so die Relevanz der Kosten quasi »auskoppeln«.
Daher müssen wir nicht nur aufzeigen, dass jemand Kosten hat, sondern ihm auch deutlich machen, dass die Kosten »wehtun«, dass die Kosten ihn tatsächlich beeinträchtigen, dass er diese Kosten in Wahrheit nicht will. Wir müssen dazu die Kosten auf Motive, Ziele, Werte desjenigen beziehen und deutlich machen, dass hier relevante Diskrepanzen bestehen.

BEISPIELE wie man die Relevanz der Kosten des dysfunktionalen Systems herausstreichen kann

»Sie merken, dass es Sie stark belastet, wenn Ihr Mann sauer wird. Sie können dann eine Zeit lang so tun, als würde es Ihnen nichts ausmachen, aber im Grunde können Sie es kaum aushalten.«
»Sie wollen aber nicht unzufrieden sein: Sie sehnen sich danach, ein zufriedenes Leben zu führen, ausgeglichen und ›mit sich im Reinen‹ zu sein.«
»Es stinkt Ihnen gewaltig, dass Sie gar keine Zeit mehr für sich haben, keine Zeit für Ihre Hobbys und für Ihre Freunde. Das macht Sie total unzufrieden und oft sogar wütend.«
»Sie wollen keinen Herzinfarkt: Denn ein Herzinfarkt würde Sie von anderen abhängig machen und das könnten Sie gar nicht ertragen. Sie wären dann nicht mehr leistungsfähig und würden Ihre Ziele nicht mehr verfolgen können. Was würden Sie fühlen, wenn Sie nur noch in einer Ecke sitzen könnten und nichts mehr bewegen könnten?«
»Wenn Ihr Chef nur noch Druck ausübt, dann nimmt er Sie gar nicht mehr ernst und Sie haben praktisch gar keinen Einfluss mehr. Der Zustand würde für Sie immer schlimmer und irgendwann könnten Sie den Job nicht mehr machen.«
»Sie sind auf dem Wege, Ihre Frau zu verlassen, aber im Grunde wollen Sie das überhaupt nicht. Das wäre für Sie eine Katastrophe und das ist Ihnen auch klar.«

Verantwortung für Kosten aufzeigen

Änderungsmotivation bedeutet, dass jemand eine deutliche Tendenz hat, Veränderungen aktiv zu betreiben, also eine Handlungstendenz in

Richtung auf Veränderung entwickelt. Er soll daher nicht nur wollen, »dass sich etwas ändert«, sondern »dass er etwas ändert«!

Eine solche Handlungstendenz erfordert beim Klienten aber immer die Einsicht, dass man nicht nur Kosten »hat«, sondern dass man aktiv, durch sein Handeln, Kosten erzeugt! Nur wenn eine Person die Einsicht hat, dass sie Kosten erzeugt, kann sie auch erkennen, dass die Kosten an ihr liegen, dass sie die Ursache der Kosten ist und dass sie etwas tun muss, um die Kosten zu reduzieren (und dass sie nicht auf den »Erlöser« warten oder andere machen lassen kann).

Es ist jedoch keineswegs selbstverständlich, dass die Person dies auch tut: Es ist bequem, auf den Erlöser zu warten, und es exkulpiert (»entschuldigt«) den Klienten bzw. die Klientin, andere verantwortlich zu machen. Daher ist es außerordentlich wichtig, dass Therapeuten oder Beraterinnen immer wieder klarmachen,

Ein Klient kann nur dann änderungsmotiviert sein, wenn er Verantwortung für die Kosten übernimmt.

- dass die Kosten durch das Handeln der Person erst entstehen;
- dass sie die Kosten durch ihre Schemata, Regeln, Interpretationen und letztlich durch ihr Handeln erzeugt;
- dass die Person auch dann, wenn sie »von anderen schlecht behandelt wird« (»Ich werde gemobbt«), meist selbst durch das eigene Handeln zu dem Interaktionsproblem beiträgt.

BEISPIELE

wie man den Anteil des Klienten an Problemen sichtbar machen kann

»Letztlich sind Sie es selbst, die Ihren Mann sauer macht. Es ist zwar verständlich, warum Sie so handeln. Aber tatsächlich wirkt sich Ihr Handeln ungünstig auf Sie selbst aus: Sie erreichen im Grunde das Gegenteil von dem, was Sie erreichen wollen.«

»Wenn ich so betrachte, was Sie sagen, dann ist mein Eindruck, dass Ihre Unzufriedenheit nicht zufällig zunimmt. Sie leisten und leisten, aber die Unzufriedenheit nimmt immer mehr zu. Offenbar glauben Sie zwar, dass Sie mit mehr Erfolg immer zufriedener werden müssten, aber das funktioniert nicht. Mit dieser Strategie machen Sie sich selbst immer unzufriedener.«

»Dass Sie keine Zeit mehr für sich selbst haben, produzieren Sie, wie deutlich wird, ganz offensichtlich selbst. Es bleibt Ihnen für sich selbst keine Zeit mehr, wenn Sie alle Zeit in die Arbeit stecken.«

»Die Befunde deuten alle darauf hin, dass Ihr Gesundheitszustand sich noch weiter verschlechtern wird, wenn Sie Ihr Verhalten nicht ändern. Sie können natürlich so weitermachen und auf einen Herzinfarkt zusteuern, oder Sie können sich dazu entscheiden, Ihr Leben zu ändern.«

»Niemand zwingt Sie dazu, Ihren Chef zu kritisieren. Das ist Ihre ganz persönliche Entscheidung. Aber Sie wissen natürlich, dass das Ihre

Beziehung dann weiter deutlich verschlechtert. Sie haben es in der Hand. Es ist Ihre Wahl.«

»Natürlich können Sie darauf warten, bis Ihre Frau sich ändert und irgendetwas findet, das Ihre Verletzung ›heilt‹. Aber erstens wissen Sie nicht, ob das je der Fall sein wird, und zweitens wissen Sie nicht einmal, was das sein könnte. Also können Sie darauf warten, dass alles schlimmer wird, oder Sie können Ihr Verhalten ändern und zusehen, dass Sie die Beziehung wieder verbessern.«

Sagt der Klient dann: »Aber dann muss ich ihr ja noch einmal entgegenkommen, das ist ungerecht«, dann kann der Therapeut erwidern: »Ja, das ist korrekt und das ist vielleicht auch ungerecht. Trotzdem bleiben Ihnen nur diese beiden Alternativen: Sie tun nichts und der Zustand wird sich dann sehr wahrscheinlich weiter verschlechtern oder Sie springen über Ihren eigenen Schatten und haben anschließend wieder eine gute Beziehung.«

Gewinne einer Veränderung herausarbeiten

Um eine langfristige und stabile Änderungsmotivation zu erreichen, genügt es in aller Regel nicht, dass jemand Kosten reduzieren will; vielmehr sollte er positive Anreize entwickeln, also sich klarmachen, welche Gewinne er durch eine Veränderung erzielen kann.

Gewinne aus einer Veränderung und damit positive Ziele können auch vorläufig sein.

In aller Regel haben Klientinnen und Klienten zu Beginn keine klaren Vorstellungen von möglichen Gewinnen. Daher müssen in aller Regel positive Therapieziele erst langsam im Verlauf der Therapie oder Beratung herausgearbeitet werden. Dennoch sollten Beraterinnen und Therapeuten schon früh die Frage nach positiven Zielen ins Spiel bringen,

- um die betreffende Person immer wieder darauf aufmerksam zu machen, dass es wichtig ist, solche Ziele zu entwickeln (selbst wenn dies zurzeit noch nicht möglich ist);
- um ihr deutlich zu machen, dass es positive Ziele und damit Anreize gibt und dass es sich lohnt, darüber nachzudenken, und
- um vorläufige Ziele zu entwickeln, die zwar im weiteren Therapie- oder Beratungsverlauf elaboriert und verändert werden, die aber auch als vorläufige Ziele schon einen Anreiz bieten können.

BEISPIELE
wie man Gewinne einer Veränderung sichtbar machen kann

»Mal angenommen, Sie würden sich dafür entscheiden, weniger zu arbeiten, wie könnte das genau aussehen?

- Was würde sich dann ändern?
- Was würden Sie dadurch gewinnen?
- Was würden Sie schnell und kurzfristig dadurch gewinnen und was würden Sie langfristig dadurch gewinnen?

Was würde sich dadurch in verschiedenen Lebensbereichen ändern?

- In Ihrer Partnerschaft?
- In Ihrer Familie?
- In Ihrer Freizeit?
- In Ihrem Job?

Wie würde Ihre Partnerin, Ihr Partner darauf reagieren?
In welcher Hinsicht könnte dies Ihre Zufriedenheit steigern?«

Gewinne relevant machen

Genauso wie Kosten erst durch ihren Bezug zum Motivsystem relevant werden, so werden auch Gewinne erst durch ihren Bezug zum Motivsystem relevant. Ob ein »Gewinn« überhaupt für jemanden persönlich relevant ist und wie relevant er ist, hängt davon ab, was er davon hat – welche Motive befriedigt der »Gewinn« wie stark? Für welche Ziele ist der »Gewinn« förderlich?

Erst wenn einer Person deutlich ist, was ein Gewinn tatsächlich für sie persönlich bedeutet, ist dieser motivationsrelevant. Daher ist es wesentlich, dass ein Therapeut oder eine Beraterin nicht nur herausarbeitet, welche Gewinne eine Veränderung haben kann, sondern auch, was genau ein Gewinn für die Person bedeuten würde:

BEISPIELE
wie man den persönlichen Wert von Gewinnen herausarbeiten kann

- Wie würde die Person einen Gewinn X empfinden?
- Welche Gefühle würde X bei ihr auslösen?
- Was würde X für sie bedeuten?
- Würde X sie zufrieden, glücklich o. Ä. machen?
- In welcher Hinsicht und wodurch?
- Welche weiteren Folgen würde es für sie haben, X zu erreichen?

Gewinne erreichbar machen

Nach der Erwartung-mal-Wert-Theorie der Motivation ist eine Motivationstendenz T aber nicht nur von der Valenz (dem persönlichen Wert) eines Gewinnes abhängig, sondern auch von der angenommenen

Wahrscheinlichkeit E, mit der man den Gewinn erreichen kann. Also hängt die Motivation auch davon ab, ob der Klient glaubt, dass er den Gewinn durch sein eigenes Handeln erreichen kann. Damit ist aber das Zutrauen des Klienten oder der Klientin zu sich selbst, die Selbsteffizienz-Erwartung, eine wesentliche Motivationsvariable.

Daraus folgt, dass wir diese Erwartung des Klienten stärken müssen: den Klienten darauf aufmerksam machen, dass er Ressourcen, Fähigkeiten und Fertigkeiten hat, Ziele zu erreichen, Probleme zu lösen usw. Und wir müssen deutlich machen, dass wir Zutrauen zu ihm haben. Wir sollten mit dem Klienten erörtern, wie er sich u. U. Fertigkeiten, Kenntnisse u. Ä. verschaffen kann, auch in der Therapie, die ihm die Zielerreichung ermöglichen.

Die Stärkung des Zutrauens des Klienten zu sich selbst ist eine wesentliche Motivierungsvariable.

Alle Interventionen, die einer Person deutlich machen,

- dass sie über Fähigkeiten verfügt,
- dass sie Probleme schon gemeistert hat und sie deshalb auch wieder meistern kann,
- dass sie schon viel erreicht hat und deshalb über Intelligenz, Wissen usw. verfügen muss, mit deren Hilfe sie auch noch mehr erreichen kann,
- dass sie auch über Ausdauer verfügt, Durststrecken überwinden kann, sich nicht durch Hindernisse abschrecken lässt usw.,

machen ihr einsichtig, dass die Wahrscheinlichkeit, wichtige Ziele auch zu erreichen, größer ist, als sie vielleicht bisher gedacht hat.

Eine besonders wichtige Beziehungsvariable ist hier »Zutrauen zum Klienten bzw. zur Klientin signalisieren«. Sobald wir wissen, dass uns jemand personales Vertrauen entgegenbringt und unserer Kompetenz vertraut (dass dieser also annimmt, dass wir ihm nichts vormachen, und weiter, dass wir dies auch beurteilen können), sollten wir systematisch deutlich machen, dass wir der Person zutrauen,

- die Ziele zu erreichen,
- über die notwendigen Fähigkeiten zu verfügen,
- über die notwendige Ausdauer zu verfügen,
- mit den auftauchenden Schwierigkeiten fertigzuwerden.

Dabei ist es allerdings wichtig, realistische Hoffnungen zu machen. Wir sollten dabei also immer auch signalisieren,

- dass die Erreichung der Ziele harte Arbeit sein wird,
- dass das Erreichen der Ziele lange dauern wird,
- dass dies Geduld und Ausdauer brauchen wird,
- dass Probleme und Schwierigkeiten unweigerlich auftreten werden.

Dieses Vorgehen ist wichtig, um die betreffende Person »gegen Probleme zu impfen«. Denn entwickelt sie unrealistische Erwartungen hinsichtlich der zu erwartenden Schwierigkeiten, ist die Gefahr groß, dass sie beim Auftreten von Problemen »alles hinschmeißt«.

BEISPIEL
wie man realistische Gewinne einer Veränderung sichtbar machen kann

Der Klient sagt, dass er ein Ziel X nicht erreichen kann, dass er es nicht schaffen kann.

BERATER / THERAPEUT »Sie sagen, dass Sie es nicht schaffen. Ich kann verstehen, dass Ihnen das im Augenblick so erscheint. Für mich sieht das aber anders aus. Ich sehe, dass Sie es geschafft haben, Abitur zu machen, und zwar gegen große Widerstände Ihrer Familie und trotz großer Schwierigkeiten. Das heißt für mich, dass Sie auf alle Fälle über die erforderlichen Fähigkeiten verfügen. Sie verfügen auch über die Ausdauer und Tüchtigkeit. Im Augenblick sehen Sie das nur nicht. Ich denke aber, es wäre wichtig, das zu sehen.«

Für Veränderungen loben

Sehr wichtig für die Motivierung eines Klienten oder einer Klientin ist es auch, ihn bzw. sie für alle Veränderungsschritte, für alle Erfolge usw. ausgiebig zu loben.

Lob ist nicht nur ein wichtiger Indikator dafür, dass man auf dem richtigen Weg ist, es ist vor allem auch ein wichtiger Motivator. Daher sollten wir stets sofort und stark loben, wenn jemand

- etwas in Angriff genommen hat;
- etwas versucht hat, auch dann, wenn es (noch) nicht geklappt hat;
- Fortschritte gemacht hat;
- von sich aus initiativ geworden ist.

Alles, was gemessen am Ausgangsstand des Klienten einen Fortschritt darstellt, ist des Lobes wert.

Vor allem sollten wir auch kleine Schritte, kleine Fortschritte wahrnehmen und loben.

BEISPIELE
wie man Klienten auch bei kleinen Erfolgen lobt

»Ich finde es ganz toll, dass Sie trotz Ihrer Ängste zur Arbeit gegangen sind und den Tag durchgehalten haben. Das zeigt, dass Sie das können und dass Sie das durchhalten, selbst wenn es sehr schwer ist.«

»Sie sagen: ›Der Versuch ist gescheitert‹, aber das finde ich nicht. Sie haben sich getraut, mal eine Frau anzusprechen, und das allein ist doch schon toll. Dass die nicht sofort zugesagt hat, ist doch völlig normal. Aber Sie zeigen, dass Sie es können, und es ist wichtig, dass Ihnen genau das klar wird. Denn dann können Sie sich beim nächsten Mal wieder trauen.«

»Ich finde es ganz toll, dass Sie Ihrem Arbeitskollegen Nein gesagt haben und sich die zusätzliche Arbeit nicht haben aufbrummen lassen. Natürlich haben Sie sich dabei noch unsicher und zittrig gefühlt – aber Sie haben es geschafft! Das ist ein sehr großer Fortschritt! Und je öfter Sie es schaffen, desto sicherer und besser werden Sie sich dabei fühlen, das kann ich Ihnen versichern!«

Umgang mit Absichten

Äußert eine Person positive Absichten, z. B. die Absicht, etwas zu tun oder etwas zu verändern, sollten wir als Therapeut oder Beraterin mehreres tun:
Zunächst sollten wir die Person für die Absicht loben und deutlich machen, dass die Absicht ein erster, wichtiger Schritt für eine Veränderung ist. Dann sollten wir aber auch klarmachen, dass eine Absicht noch keine Veränderung darstellt. Nun gilt es, sich zu überlegen, wie genau man die Absicht verwirklichen will. Und dies versuchen wir dann im dritten Schritt umzusetzen: Wir versuchen, die Person zu einer Verpflichtung zu bringen. Wenn diese XY tun will, dann sollte man jetzt konkret vereinbaren:

- was genau die Person tun will,
- in welcher Situation sie es genau tun will,
- wann genau sie es tun will;
- und dann sollte die Person uns konkret zusagen, dass sie genau diesen Plan umsetzen wird (nicht »will«, sondern »wird«!).

Motivation unterstellen

Eine wichtige Motivierungstechnik von Therapeuten und Beraterinnen besteht auch darin, einer Person Motivation zu unterstellen. Dabei setzen wir implizit oder explizit voraus, dass sie ein Problem lösen, ein Thema bearbeiten will usw.

BEISPIEL
wie man Veränderungsmotivation unterstellen kann

»Offenbar sind Sie hier, weil Sie das Problem lösen wollen.«
»Ich sehe, dass Ihr eigenes Verhalten Sie an der Stelle selbst stark stört und dass Sie es gerne ändern möchten.«
»Ganz sicher möchten Sie Ihr Problem selbst besser verstehen.«
Und der Therapeut kann noch einen draufsetzen, indem er die Klientin dann auch noch für diese positive Absicht lobt:
»Offenbar möchten Sie Ihr Problem selbst besser verstehen. Das halte ich auch für eine sehr gute Idee.«

»Sie möchten Ihr Problem lösen und das halte ich auch für eine sehr intelligente Entscheidung.«

Dem Klienten bzw. der Klientin Motivation zu unterstellen hat oft konstruktive Effekte:

- Die Person kann sich zwar etwas unter Druck gesetzt fühlen; da der Therapeut oder die Beraterin aber immer positive Aspekte unterstellt, erzeugt die Strategie in aller Regel sehr wenig Reaktanz.
- Die Person muss zwar nicht auf die Strategie eingehen, kann sie aber nicht offen ablehnen und findet auch intern oft keine guten Gründe, sie abzulehnen.
- Die Strategie macht oft Motivationstendenzen deutlich, die ohnehin schon da waren.

Die Strategie signalisiert Zutrauen zu der Person. Und sie erzeugt (insbesondere dann, wenn der Therapeut oder die Beraterin über hohen Beziehungskredit verfügt), eine gewisse Verpflichtung für die betreffende Person, mitzuarbeiten.

TEIL 3
SPEZIFISCHE MOTIVIERUNGSTECHNIKEN

Wir wollen hier zwei spezifische Motivierungsstrategien vorstellen, die sehr gut dazu geeignet sind, jemanden zu einer Entscheidung zu bringen, also dazu, »den Rubikon zu überschreiten« und an einer Veränderung zu arbeiten. Diese Techniken sind aufwendig und komplex, erlauben es aber, ein gründliches Abwägen relevanter Aspekte vorzunehmen und Klienten stark zu emotionalisieren, um dadurch tragfähige Entscheidungen herbeizuführen. Es handelt sich um das Ein-Personen-Rollenspiel und die Pro-und-Kontra-Diskussion.

Beide Motivationssteigerungstechniken werden an Transkripten illustriert. Dadurch soll den Leserinnen und Lesern die Möglichkeit vermittelt werden, die Techniken »in Aktion« kennenzulernen und das konkrete therapeutische Vorgehen zu studieren.

Die Transkripte sind ausführlich kommentiert, sodass noch einmal auf wesentliche Prozesse und therapeutische Interventionen hingewiesen wird und damit das Vorgehen des Therapeuten nachvollziehbar wird. Therapeut ist in beiden Fällen Rainer Sachse.

Das Ein-Personen-Rollenspiel

Das Ein-Personen-Rollenspiel ist eine therapeutische Rahmentechnik, innerhalb derer ein Therapeut Methoden zur »kognitiven Umstrukturierung von Schemata«, Methoden zur »Veränderung affektiver Schemata« und Motivierungsmethoden einsetzen kann (vgl. dazu Breil & Sachse 2009; Sachse 1983, 2006d; Sachse u. a. 2008, 2011c).
Im Ein-Personen-Rollenspiel definiert der Berater oder die Therapeutin zwei Positionen für den Klienten oder die Klientin:

- die Klientenposition: der Klient als Klient: KK,
- die Therapeutenposition: der Klient als sein eigener Therapeut: KT.

(Der Einfachheit halber ist im Folgenden überwiegend vom »Therapeuten« die Rede; die Therapeutin ist jedoch immer mitgemeint. Entsprechendes gilt für den Berater und die Beraterin, den Klienten bzw. die Klientin.)
Um dem Klienten die beiden Positionen augenscheinlich zu machen und es ihm zu erleichtern, von einer Position in die andere zu wechseln, stellt der Therapeut zwei Stühle gegenüber (sodass zwei sich gegenübersitzende Personen sich gegenseitig ansehen können) und definiert auf jedem Stuhl eine der Klientenpositionen; seinen eigenen Stuhl stellt er quer zu den beiden Stühlen. Dabei definiert er den von sich aus linken Stuhl als Klientenposition (KK) und den rechten Stuhl als Therapeutenposition (KT) (vgl. Abbildung 8).

ABBILDUNG 8
Positionen im Ein-Personen-Rollenspiel

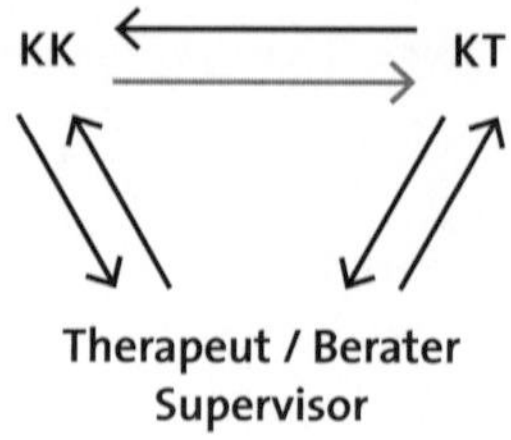

Dass der Therapeut die Klientenposition immer links definieren sollte, ist keineswegs fix; er kann sie auch rechts definieren. Wichtig ist nur, dass er sie immer gleich definiert. Der Grund dafür liegt darin, dass der Klient bei der Durchführung des Ein-Personen-Rollenspiels, vor allem in der Anfangsphase, nicht sonderlich diszipliniert ist: Er »rutscht« auf dem Therapeutenstuhl schnell wieder in die Klientenrolle. Dies kann

dann auch den Therapeuten verwirren, und wenn er nicht mehr weiß, auf welcher Position der Klient welche Rolle einnehmen sollte, dann gerät er schnell durcheinander. Daher sollte der Therapeut die Positionen immer gleich definieren.
Die beiden Klienten-Stühle stehen einander ohne großen Abstand unmittelbar gegenüber, sodass der Klient, wenn er in der Therapeutenposition ist, »sich« direkt ansehen und ansprechen kann.
Die räumliche Trennung der beiden Klientenpositionen auf zwei Stühle ist vorteilhaft, weil Klienten vor allem zu Beginn oft Schwierigkeiten haben, ihre Annahmen zu wechseln, eine andere Perspektive einzunehmen, aus ihrem gewohnten Bezugssystem herauszutreten. Dies erleichtert es dem Klienten, sich von seinem eigenen Überzeugungssystem zu distanzieren. Somit ist der Stuhlwechsel ein reines Hilfsmittel, um dem Klienten einen »geistigen Positionswechsel« zu erleichtern. Dieser Wechsel hat sich aber als sehr hilfreich erwiesen. Der Übergang in die Therapeutenrolle ist zunächst für Klienten schwierig. Sobald sie ihn aber vollziehen können, erweist er sich als herausragend effektiv. Die beiden Positionen sind damit ein didaktisches Mittel, um dem Klienten zu helfen,

Der räumliche Positionswechsel erleichtert einen geistigen.

- Aspekte auseinanderzuhalten;
- sich von eigenen Annahmen zu distanzieren;
- neue Perspektiven sehr konsequent und gründlich einzunehmen;
- diese neuen Perspektiven zu durchdenken, konsequent dazu Gedächtnisbestände zu aktivieren;
- diese Positionen probeweise zu glauben, mit ihnen zu »spielen«, sie auf sich wirken zu lassen.

Der Therapeut sitzt quer zu beiden Klientenpositionen. Er hat beim Ein-Personen-Rollenspiel, genau wie der Klient, zwei Rollen oder Funktionen: Sitzt der Klient auf der Klientenposition, dann nimmt der Therapeut die Rolle eines Therapeuten ein, sitzt der Klient auf der Therapeutenposition, dann nimmt der Therapeut die Rolle des Supervisors für diesen Therapeuten ein.

Der Therapeut fungiert als Therapeut sowie als Supervisor.

Die Aufgabe des Klienten in der Klientenposition besteht darin, seine dysfunktionalen Annahmen zu vertreten, sozusagen »er selbst zu sein«. Der Klient aktiviert dort seine Schemata, klärt diese mithilfe des Therapeuten, arbeitet Annahmen heraus, die sich mithilfe des Ein-Personen-Rollenspiels prüfen lassen; und er prüft hier, nachdem der Klient als Therapeut Gegenannahmen entwickelt hat, ob ihn diese Gegenargumente überzeugen, ob er sie annehmen kann.

Einmal ist der Klient er selbst, einmal geht er – als Therapeut – auf Distanz zu sich selbst.

In der Therapeutenposition hat der Klient z.B. die Aufgabe, sich von seinen Annahmen selbst zu distanzieren, sie kritisch zu hinterfragen und zu prüfen sowie Gegenannahmen zu entwickeln, die ihm helfen, Ressourcen zu aktivieren, ihn zu Veränderungen zu motivieren usw.
Der Therapeut überwacht die Arbeit des Klienten auf den beiden Positionen genau; er achtet auch sehr genau darauf, dass der Klient die jeweilige Position konsequent einnimmt und die Aspekte nicht »vermauschelt«.
Sitzt der Klient auf der Klientenposition, dann hat der Therapeut die Aufgabe des Therapeuten: Er unterstützt den Klienten in seinen Klärungsprozessen (nach den Regeln der KOP), er hilft ihm, Schemata herauszuarbeiten und bearbeitbare Annahmen zu formulieren, und er hilft dem Klienten, die Gegenargumente des Klient-Therapeuten zu prüfen. Auf dieser Position tut der Therapeut all das, was ein Therapeut auch normalerweise tut – und noch ein wenig mehr (s.u.).
Nimmt der Klient dagegen die Therapeutenrolle ein, dann übernimmt der Therapeut die Rolle des Supervisors für diesen Therapeuten, mit allen Aufgaben und Möglichkeiten, die zu dieser Rolle gehören. Er unterstützt den Therapeuten darin, Gegenargumente zu finden, Annahmen zu prüfen und zu hinterfragen, er macht ihn auf Inhalte aufmerksam, die der Klient äußert, arbeitet mit dem Therapeuten Implikationen der vom Klienten geäußerten Annahmen heraus usw. Der Therapeut kann hier als Supervisor all das tun, was auch normalerweise ein Supervisor mit einem Therapeuten tut (s.u.).
Der Supervisor überwacht aber auch, ob der Therapeut in dieser Position konsequent in seiner Therapeutenrolle bleibt. Fängt ein Klient z.B. in der Therapeutenposition an, zu katastrophisieren, dann stoppt ihn der Therapeut und macht ihn auf seine Aufgabe aufmerksam; oder aber er bittet den Klienten, in die Klientenposition zu wechseln, falls er es trotz Hilfe des Therapeuten nicht schafft, in der Therapeutenrolle zu bleiben.
Diese Aufgabe des Therapeuten ist sehr wesentlich, da Klienten, insbesondere zu Beginn dieser Therapiemaßnahme, nicht dazu neigen, diszipliniert zu sein. Sie nehmen oft in der Therapeutenposition die Auffassung des Klienten an, argumentieren aus der Klientenposition usw. Dies darf der Therapeut aber nicht zulassen: Die Therapeutenposition dient dazu, dass der Klient lernt, aus seiner bisherigen Sichtweise herauszutreten; daher muss er deutlich dazu angehalten werden, dies auch zu tun.

Der Ablauf des Ein-Personen-Rollenspiels

Das Ein-Personen-Rollenspiel verläuft in einer Serie von Dreierschritten:
1. Schritt Der Klient sitzt auf der Klientenposition. Hier vertritt er die zu bearbeitende dysfunktionale Annahme (die er vorher mit dem Therapeuten herausgearbeitet hat).
2. Schritt Der Klient sitzt auf der Therapeutenposition. Er wechselt also in die Therapeutenposition und arbeitet mit dem Therapeuten, der nun in der Rolle des Supervisors agiert, Gegenstrategien gegen die dysfunktionale Annahme heraus. Sobald Klient-Therapeut und Supervisor eine vertretbare Gegenstrategie gefunden haben, teilt der Klient-Therapeut sie dem Klienten direkt mit.
3. Schritt Der Klient sitzt auf der Klientenposition. Der Klient wechselt also zurück in die Klientenposition und prüft nun zusammen mit dem Therapeuten die Stimmigkeit der Gegenstrategie:

- Was überzeugt den Klienten daran?
- Was überzeugt den Klienten nicht?

Es wird empfohlen, diese beiden Varianten der Stimmigkeitsprüfung zumindest in den ersten Durchgängen des Ein-Personen-Rollenspiels einzuhalten. Durch die erste Frage (»Was überzeugt Sie daran?«) wird gewährleistet, dass der Klient erste Aspekte wahrnimmt, die gegen die Gültigkeit seines Schemas sprechen. Dies schafft eine Plattform, von der die weitere Bearbeitung ausgehen kann. Veranlasst man Klienten nicht zu diesem ersten Prüfschritt, so neigen sie dazu, direkt gegen die neue Annahme zu argumentieren, ohne zu sehen, wie weit sie schon trägt.
Gibt es Aspekte, die den Klienten nicht überzeugen, dann entwickeln sich daraus oft neue Schema-Elemente (oder das alte Schema-Element bleibt erhalten). Damit wird nun ein neuer Durchgang, eine neue Dreiersequenz begonnen. Zum Ablauf siehe Abbildung 9.

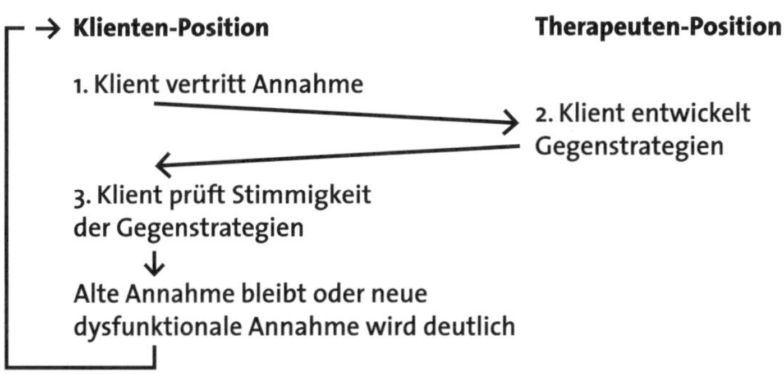

ABBILDUNG 9
Der Ablauf eines Ein-Personen-Rollenspiels

Das Ein-Personen-Rollenspiel verläuft somit in Zyklen von Dreiersequenzen. Diese sollen nun etwas ausführlicher betrachtet werden.

Klient in der Klientenposition: Herausarbeiten einer bearbeitbaren Annahme

Das Ein-Personen-Rollenspiel beginnt, wenn es Therapeut und Klient gelungen ist, eine bearbeitbare Annahme herauszukristallisieren, d. h. eine Annahme, die nun im Ein-Personen-Rollenspiel geprüft und verändert werden soll und kann. Eine solche Klärung findet statt, wenn der Klient auf der Klientenposition sitzt. Eine solche Annahme ist die Voraussetzung dafür, in ein Ein-Personen-Rollenspiel einzusteigen, und sie stellt immer die erste Phase eines Zyklus dar. Eine bearbeitbare Annahme sollte dabei wie folgt sein:

- problemrelevant,
- zentral,
- konkret, präzise und kurz,
- überprüfbar.

Eine bearbeitbare Annahme sollte ein Aspekt eines problemrelevanten, dysfunktionalen Schemas sein: Hat ein Klient z. B. ein negatives Selbstschema, dann könnte eine Annahme, die bearbeitet werden kann, sein: »Ich bin ein Versager.« Diese Annahme ist ein Teil des Schemas und das Schema ist problemrelevant. Die Annahme kann aber auch aus den Schema-Ebenen 2 (z. B.: »Wenn ich ein Versager bin, werde ich ausgeschlossen und bin allein«) oder 3 stammen (z. B.: »Allein zu sein ist furchtbar«). Die Annahme kann kognitiv sein und sie kann starke affektive Anteile enthalten (die der Klient nun aktuell an vorhandenen Affekten spürt).

Optimaler Einstieg ins Ein-Personen-Rollenspiel: ein zentraler Aspekt eines dysfunktionalen Schemas

Die bearbeitbare Annahme sollte für das jeweilige Schema möglichst zentral sein. Dies ist hilfreich, weil das Ein-Personen-Rollenspiel besonders effektiv und schnell verläuft, wenn es gelingt, bereits mit einer zentralen Annahme einzusteigen. Dies ist v.a. deshalb zu empfehlen, weil die Klärungsorientierte Psychotherapie Methoden zur Schemaklärung zur Verfügung stellt, die deutlich zielgerichteter und schneller sind als Klärungsprozesse, die im Ein-Personen-Rollenspiel stattfinden. Wie ausgeführt, kann das Ein-Personen-Rollenspiel über Klärungsprozesse zwar auch zu zentralen Annahmen führen, selbst wenn der Therapeut mit peripheren Schema-Aspekten beginnt; nur dann, das versteht sich von selbst, dauert der Prozess natürlich auch länger. Zudem stellt sich die Frage, warum es bislang nicht zur Klärung zentraler Aspekte des Schemas gekommen ist. Häufig sehen wir hierfür – wenn der Therapeut grundsätzlich die Kompetenz zum Anleiten von Klärungsprozessen besitzt – zwei Gründe: Entweder ist die Beziehung zwischen Klient und Therapeut noch nicht hinreichend gefestigt, sodass der Klient dem Therapeuten bzw. Berater zentrale Informationen vorenthält. Oder es liegen Bearbeitungsprobleme vor, d. h., der Klient zeigt (trotz guter Beziehung) ein hohes Ausmaß an Vermeidung. In beiden Fällen ist von einem Ein-Personen-Rollenspiel abzuraten.

Die Annahme sollte möglichst konkret und präzise formuliert sein. Sie sollte auch möglichst kurz sein; je länger und komplizierter eine Annahme ist, desto schwerer lässt sie sich bearbeiten.

Die Annahme sollte überprüfbar, bearbeitbar sein. Bearbeitbar sind Annahmen in der Regel, wenn sie Aussagen des Schemas enthalten wie »Ich-Aussagen«, »Kontingenzannahmen« (Annahmen über zu erwartende, meist negative Konsequenzen) oder »Bewertungen«. Nicht sinnvoll bearbeitbar sind dagegen Aussagen wie »Ich habe Angst«, »Wenn XY auftaucht, bin ich gelähmt«, da sie keine Annahmen und somit keine Schema-Aspekte, sondern Realitätsaussagen sind. Der Klient hat in einer bestimmten Situation tatsächlich Angst. Das lässt sich nicht bestreiten. Daher gilt: Geprüft und bearbeitet werden Schema-Annahmen!

Nicht durch das Ein-Personen-Rollenspiel geprüft werden andere Aussagen des Klienten, wie Situationsbeschreibungen, Aussagen über eigene Handlungen und eigene Reaktionen u. a.

BEISPIELE für dysfunktionale Schemata

Sinnvoll bearbeitbare Annahmen sind z. B.:
»Ich bin ein Versager.«
»Ich habe im Leben alles falsch gemacht.«
»Niemand interessiert sich für mich.«
»Beziehungen sind nicht verlässlich.«

Es kann eine Zeit lang dauern, bis Therapeut oder Berater und Klient eine solche bearbeitbare Annahme herauskristallisiert haben. Bei dieser Vorarbeit mithilfe der Klärungsorientierten Psychotherapie präzisiert der Klient mithilfe des Therapeuten bzw. Beraters seine Annahmen: Er erarbeitet, welches die zentralen Aspekte sind, er konkretisiert, präzisiert, differenziert seine Annahmen; der Therapeut gibt dem Klienten hier Hilfestellungen durch gezielte Formulierungen, Explizierungen u. Ä.

Der Klient führt eine Klärung bzw. Explizierung seiner Schemata durch: Mithilfe des Therapeuten repräsentiert er relevante Aspekte kognitiver oder emotionaler Schemata.

Mithilfe der Klärungsorientierten Psychotherapie entwickelt der Klient bearbeitbare Annahmen.

Dies ist die Voraussetzung dafür, dass der Klient überhaupt weiß, welche Schema-Annahmen er hat, welche Annahmen zentral sind und welche Annahmen überhaupt bearbeitet werden müssen. Der Therapeut führt hier eine Klärungsorientierte Therapie durch, so lange, bis bearbeitbare Annahmen herausgearbeitet sind.

Auch im Verlauf des Ein-Personen-Rollenspiels wird der Therapeut immer wieder Phasen der Klärungsarbeit einschieben: z. B. wenn der Klient durch die Bearbeitung auf neue Schemata oder Schema-Aspekte stößt, die noch nicht geklärt sind; dann müssen sie vor einer weiteren Bearbeitung geklärt werden. Die klärungsorientierten Phasen finden zwischen dem Therapeuten und dem Klienten auf der Klientenposition statt.

Klient in der Therapeutenposition: Bearbeitung der Annahme

Wechselt der Klient in die Therapeutenposition (KT), dann beginnt die zweite Phase des Zyklus: Der Klient-Therapeut bearbeitet nun, mithilfe des Supervisors, die formulierte Annahme. Dabei hat der Klient-Therapeut eine ganze Reihe therapeutischer Strategien zur Verfügung (die unten genauer ausgeführt werden).

Die erste Strategie, die hier zum Einsatz kommt und die ebenfalls weiter unten genau dargestellt wird, ist die Instruktion an den Klienten. Diese enthält einige sehr wichtige Elemente, so z. B. die Anweisung, der eigene Therapeut zu sein und sich als solcher bewusst von der Annahme des Klienten zu distanzieren.

Formulierung einer Gegenstrategie

Die Phase endet damit, dass Supervisor und Klient-Therapeut eine (mehr oder weniger lange) Gegenstrategie formulieren, die der Klient-Therapeut dann direkt dem Klienten mitteilt. Es erweist sich als günstig, wenn der Klient-Therapeut dem Klient-Klienten auch mitteilt, was die Gegenstrategie für seine Annahme bedeutet. Zum Beispiel bei der Annahme »Ich bin inkompetent« so etwas wie: »Es kann nicht sein, dass du völlig inkompetent bist, schließlich hast du deine Schreinerausbildung mit Auszeichnung abgeschlossen«.

Klient in der Klientenposition: Prüfen der Gegenargumente

Die dritte Phase des Ein-Personen-Rollenspiels besteht darin, dass der Klient in die Klientenposition (KK) zurückwechselt und dann die Gegenargumente, die der Klient-Therapeut (KT) ihm genannt hat, prüft.
Der Therapeut wiederholt noch einmal, was der Klient-Therapeut (KT) in der Therapeutenposition ausgeführt hat, und bittet den Klient-Klienten, die Aussage sorgfältig zu prüfen. Der Klient-Klient soll nun feststellen,

- ob ihn die Aussage des Klient-Therapeuten überzeugt, ob sie ihn erreicht;
- welche Aspekte ihn überzeugen und warum;
- welche Aspekte ihn nicht überzeugen und warum nicht.

Diese Stimmigkeitsprüfung ist ein zentrales Element des Vorgehens. Therapeutisches Ziel ist es, dass der Klient Argumente, eigene Erfahrungen und Ressourcen findet, die aus seiner Sicht tatsächlich negative Schemata widerlegen und damit blockieren können, die neue Schemata formen können, die der Klient in sein kognitiv-affektives System integrieren kann. So verlieren negative Schemata ihren Einfluss auf die Exekutive und neue, positive Schemata gewinnen sie.
Nicht gewünscht ist es, wenn Klienten in der Therapeutenposition Argumente entwickeln, die die negativen Schemata nicht erreichen, weil dadurch ein Satz »losgelöster« Überzeugungen entstehen würde, der beim Klienten wenig bewirkt. Es geht somit beim Ein-Personen-Rollenspiel zentral darum, Schema-Annahmen dergestalt zu widerlegen und neue Annahmen so zu formulieren, dass der Klient diese neuen Inhalte akzeptieren kann. Er muss diese Inhalte in sein kognitiv-affektives System integrieren können, um eine dauerhafte Veränderung von Schema-Annahmen zu erreichen. Dabei müssen die neuen Inhalte auch mit den affektiven Komponenten der Schemata kompatibel sein und deshalb muss der Klient die neuen Inhalte nicht nur kognitiv prüfen, sondern auch (und vor allem!) affektiv: Fühlen sich die neuen Inhalte stimmig an? Oder gibt es affektive Widerstände? Selbst wenn diese zunächst noch diffus sind, sollten solche Unstimmigkeiten von Therapeut und Klient ernst genommen werden und Ausgangspunkt einer genauen weiteren Klärung werden. Die Klärung führt dann zu weiteren, in der Regel noch zentraleren Schema-Annahmen, die dann weiter bearbeitet werden müssen.
Gerade diese Stimmigkeitsprüfung ist es, die das Ein-Personen-Rollenspiel zu einem lernenden, selbstregulativen System macht. Wenn der

Gegenargumente auf Passung und Stimmigkeit mit dem kognitiv-affektiven System prüfen

Klient neue Ideen und Interpretationen entwickelt, kann er selbst prüfen, ob diese wirksam sind; sind sie es, kann er sie integrieren; sind sie es nicht, muss er weitersuchen, weiter analysieren, weiter explizieren. Die mangelnde Stimmigkeit weist darauf hin, dass es noch weitere, bisher nicht geklärte und herausgearbeitete Annahmen gibt, die jedoch, da sie wirksam sind, nun herausgearbeitet werden müssen, um dann therapeutisch bearbeitbar zu sein. In der KOP wird dieser Prozess »Vertiefung der Explizierung« genannt und dieser Prozess ist zentral dafür, wirksame, aber schwer fassbare Annahmen zu repräsentieren.

Falls der Klient den Eindruck hat, dass ihn einzelne Aspekte der Therapeuten-Aussage überzeugen, dann arbeitet der Therapeut zuerst mit dem Klienten genau heraus,

- was den Klienten überzeugt,
- wieso ihn das überzeugt und eventuell auch:
- welche Konsequenzen das hat.

Dies ist wichtig, damit die Aspekte, die bereits überzeugend sind, zunächst sehr gründlich gewürdigt und analysiert werden; damit bringt der Therapeut sozusagen »die Ernte ein«. Dazu sollte er sich unbedingt Zeit nehmen, die neuen Erkenntnisse mit dem Klienten mehrmals durchzugehen, um sie im Gedächtnis zu verankern und bereits erste Konsequenzen daraus abzuleiten.

Ist das abgeschlossen, fragt der Therapeut bzw. Berater den Klienten, was ihn nicht überzeugt, ob es ein Aber gibt, einen gefühlsmäßigen Widerstand oder ein (diffuses) Unbehagen. Der Therapeut macht hier sehr deutlich, dass es beim Ein-Personen-Rollenspiel nicht darum geht, den Klienten zu »überreden« oder ihm Inhalte zu vermitteln, die er eigentlich doch nicht akzeptieren kann. Es geht vielmehr darum, solche Inhalte zu finden, die der Klient integrieren kann, die er glaubt, die er akzeptiert, die ihn wirklich überzeugen. Daher instruiert der Therapeut den Klienten hier, die von ihm geäußerten Gegenargumente sehr genau und kritisch zu prüfen. Findet der Klient ein Aber, dann klären Therapeut und Klient ausführlich, was dieses Aber ist; dabei werden oft neue Schema-Aspekte deutlich, es kommen neue und tiefere Annahmen zum Vorschein. Diese werden dann wieder möglichst präzise herausgearbeitet.

Die Stimmigkeitsprüfung wiederholen, mit neuen, präziseren Annahmen

Diese Annahmen sind nun der Ausgangspunkt für einen neuen Zyklus: Die Bearbeitung beginnt von Neuem.

Eine vollständige Sequenz im Ein-Personen-Rollenspiel hat damit immer mindestens drei Phasen: Äußern einer bearbeitbaren Annahme in der

Klientenposition; Entwickeln von alternativen Annahmen u. Ä. in der Therapeutenposition; Prüfen der Alternativen in der Klientenposition. Eine Sequenz kann allerdings auch mehr als drei Phasen aufweisen: Stellt sich ein Klient-Therapeut selbst eine Frage (d.h. stellt er dem Klienten auf der Klientenposition eine Frage), dann sollte er sie sich auf der Klientenposition selbst beantworten, dann wieder auf die Therapeutenposition wechseln, Gegenargumente finden und diese wiederum auf der Klientenposition prüfen. Damit hat eine Sequenz dann fünf Phasen. Wie viele Phasen eine Sequenz auch immer hat: Sie sollte immer mit einer Prüfung von Gegenargumenten auf der Klientenposition enden!

Das Ein-Personen-Rollenspiel zur Motivierung

Wie oben schon ausgeführt, spielt die Motivierung des Klienten, sich aktiv mit seinen dysfunktionalen Schemata auseinanderzusetzen und aktiv gegen sie anzugehen, im Therapieprozess eine entscheidende Rolle. Der Klient muss eine Veränderung wollen, er muss sich dazu entschließen, den »Kampf« gegen die Schemata aufzunehmen, ansonsten wird er es nicht schaffen, sie affektiv zu bearbeiten. Daher gelten hier zwei Regeln:

- Klienten sollten schon eine deutliche Änderungsmotivation ins Ein-Personen-Rollenspiel mitbringen, denn ansonsten werden sie dabei nicht konstruktiv genug mitarbeiten.
- Die Ausgangsmotivation des Klienten reicht in den meisten Fällen aber nicht aus, um sich intensiv mit dysfunktionalen Schemata auseinanderzusetzen. Die Motivation muss in aller Regel noch deutlich durch den Therapeuten erhöht werden!

Gründe, weshalb der Klient die Auseinandersetzung mit seinen Schemata meiden mag

Denn man muss sehen, dass eine ganze Reihe von Gründen den Klienten davon abhalten können, sich wirklich entschlossen mit seinen Schemata auseinanderzusetzen:

- Dysfunktionale Schemata sind inhaltlich für den Klienten unangenehm (z.B.: »Ich bin ein Versager«) und widersprechen seinem Ideal-Selbst: Dadurch ist es für den Klienten aversiv, sich ihnen zu stellen. Außerdem enthalten die Schemata affektive Anteile, deren Aktivierung zu negativen Affekten führen. Diese erzeugen jedoch aversive Zustände, die der Klient zu vermeiden sucht.

- Schemata erscheinen dem Klienten zwingend und wahr: Aufgrund der Lernerfahrungen in der Biografie halten die Klienten die dysfunktionalen Schemata für zutreffend, subjektiv hoch überzeugend und absolut wahr. Dagegen anzugehen bedeutet, etwas »Wahres«, »Gültiges« infrage zu stellen, und das erscheint vielen Klienten wie eine Art »Sakrileg«. Sie funktionieren nach dem Motto: »Du sollst deine Schemata nicht infrage stellen.«
- Ein Hinterfragen von Schemata erzeugt immer zuerst einen Zustand von Verunsicherung, da in aller Regel nicht sofort ein neues, überzeugendes und tragfähiges Schema existiert. Klienten demontieren in aller Regel eine Annahme, ohne dass sie dazu schon eine Alternative hätten. Dies erzeugt einen Zustand von Orientierungslosigkeit, der stark verunsichernd wirkt und dadurch einen (mehr oder weniger starken) aversiven Zustand erzeugt. – Der alte Zustand war zwar nicht gut, aber bekannt, und er verlieh damit Sicherheit. Der neue Zustand ist dagegen erst mal unsicher und bietet keinen Halt.
- Schemata sind hoch automatisiert und deshalb (extrem) hartnäckig. Selbst wenn ein Klient bereits erkannt hat, dass ein Schema »Blödsinn« ist, wird das Schema in kritischen Situationen noch eine ganze Zeit lang aktiviert und übernimmt immer wieder die Kontrolle. Klienten müssen, um die Schemata zu hemmen, lange aktiv dagegen angehen und sich immer wieder Frustrationen stellen, wenn das Schema erneut »zuschlägt«.

Damit wird aber klar: Die Gründe, sich nicht mit dysfunktionalen Schemata auseinanderzusetzen, nicht aktiv gegen Schemata anzugehen und sich nicht der Mühe der Veränderung zu unterziehen, sind vielfältig und gewaltig. Klienten werden also nur dann diese Schemata in ausreichendem Maße, ausreichend heftig und ausreichend lange bearbeiten, wenn sie dazu stark motiviert sind. Und das sind sie oft nicht. Sie wollen zwar das Problem weghaben, vermeiden dann aber im entscheidenden Moment die richtige Auseinandersetzung.

Daraus folgt: Ein Therapeut, der möchte, dass der Klient dysfunktionale Schemata bearbeitet, muss beim Klienten für die nötige Motivation sorgen! Damit ist die Motivierung des Klienten ein primäres und durchweg zentrales Anliegen des Therapeuten im Therapieprozess.

Transkript einer Therapiesitzung mit dem Ein-Personen-Rollenspiel

Der Klient, ein 43-jähriger Architekt, kommt in die Therapie mit Arbeits- und Konzentrationsstörungen. Es wird deutlich, dass er eine narzisstische Persönlichkeitsakzentuierung aufweist und dass negative Selbstschemata zentrale Aspekte seines Problems sind. Der Therapeut hat mit dem Klienten erste Aspekte dieser Schemata herausgearbeitet und begonnen, sie im Ein-Personen-Rollenspiel zu bearbeiten. Es wird deutlich, dass der Klient ein Motivationsproblem hat: Er hat sich nicht wirklich dazu entschlossen, aktiv gegen seine Schemata vorzugehen, sondern er hat neben einer Änderungstendenz auch eine starke Tendenz, »sich den Schemata zu ergeben«. Daher entscheidet sich der Therapeut dafür, das Ein-Personen-Rollenspiel zur Motivation einzusetzen, um den Klienten »gegen seine Schemata aufzuhetzen«. Das Ein-Personen-Rollenspiel findet gleich zu Stundenbeginn statt, es ist die 23. Therapiestunde.

THERAPEUT: Ja, lassen Sie uns mal gucken, an welcher Stelle wir einsteigen. Wir waren in der letzten Stunde bei einer wichtigen Annahme, die Sie haben und die Sie stark behindert. Versuchen wir doch noch mal, diese Annahme zu formulieren: »Wenn ich Fehler mache, was dann?« Oder: »Wenn andere Fehler sehen, was dann?«

← *In der Einleitung macht der Therapeut gleich auf die Kosten aufmerksam, um den Klienten zu mobilisieren.*

KLIENT: Es zieht gerade im Nacken, jetzt gerade ...

THERAPEUT: Ja. Das heißt, dies ist ein guter Hinweis ...

KLIENT: ... dass die Situation, die ich beschrieben habe, mich offenbar unter Druck setzt, dass ich das jetzt gut hinkriegen muss. Weil, wenn nicht, dann werde ich abgewertet oder schlecht bewertet.

← *Der Klient weist einen »felt sense« auf, also ein Zeichen dafür, dass affektive Schema-Aspekte aktiviert sind (vgl. Sachse & Fasbender 2010). Dies macht deutlich, dass auch aus diesem Grund eine stark emotional-affektive Technik wie die Motivierungstechnik des Ein-Personen-Rollenspiels sinnvoll ist.*

THERAPEUT: Ach ja, okay. Die Annahme ist dann: »Wenn ich etwas nicht gut hinkriege, dann werde ich abgewertet, dann bin ich nicht in Ordnung.« Lassen Sie uns doch einfach damit mal beginnen, dass Sie die Position wechseln.

(Klient wechselt in die Therapeutenposition.)

THERAPEUT: Ich möchte gerne, dass Sie die Position Ihres eigenen Therapeuten einnehmen. Sie kennen das ja schon. Versuchen Sie mal, sich zu distanzieren und ganz anderer

← *Der Therapeut beginnt mit der »klassischen Eröffnung« des Ein-Personen-Rollenspiels. Und der Klient antwortet mit dem klassischen Problem.*

Meinung zu sein als Ihr Klient. Und einfach mal zu gucken, was könnte Ihrem Klienten helfen. Er sagt Ihnen gerade:

»Ich muss das gut hinkriegen, sonst werde ich abgewertet, sonst bin ich nicht in Ordnung.«

... wodurch ein Therapeut sich jedoch auf keinen Fall abschrecken lassen sollte. →

KLIENT IN DER THERAPEUTENPOSITION: Im ersten Moment kommt da nichts.

THERAPEUT ALS SUPERVISOR: Ja, okay. Versuchen Sie es trotzdem: Sie sind Ihr eigener Therapeut.

KLIENT IN DER THERAPEUTENPOSITION: Und wenn, dann führt das weg von der anderen Meinung.

Hier führt der Therapeut seine Absicht ein, das Ein-Personen-Rollenspiel nicht in Richtung auf eine Disputation, sondern in Richtung auf Motivation zu entwickeln. →

THERAPEUT ALS SUPERVISOR: Ja, gut. Aber wenn es nicht schwierig wäre, würden wir das nicht machen. Gucken Sie einfach mal, wie Sie dem Klienten helfen könnten.
Also eine Idee, die mir kommen würde, wäre, dass Sie einfach mal darauf gucken als Therapeut, was der Klient Ihnen schon die ganze Zeit gesagt hat. Nämlich dass er relativ viele Kosten dadurch hat.

KLIENT IN DER THERAPEUTENPOSITION: Ja.

Man motiviert zuerst den Klient-Therapeuten, gegen die Schemata anzugehen, und dieser motiviert dann den Klienten. →

THERAPEUT ALS SUPERVISOR: Das heißt, ihm geht die ganze Scheiße langsam auf den Wecker. Und ich denke, wir sollten vielleicht da mal hingucken. Also nicht, wie wir es schon mal probiert haben, das zu widerlegen, sondern ihm einfach wirklich mal zu sagen: »Lass die Scheiße sein, wehre dich, lass dich von diesem Mist nicht mehr unterkriegen.«

KLIENT IN DER THERAPEUTENPOSITION: Also: »Bist du dir bewusst, was du für einen Preis dafür bezahlst für diesen Scheiß?«

THERAPEUT ALS SUPERVISOR: Ja, sagen Sie ihm das mal. Denken Sie daran, Sie sind jetzt der Therapeut. Der Klient ist von diesem Schema voll, das behindert ihn. Und versuchen Sie, ihm mal deutlich zu machen: Es behindert ihn, er hat Kosten. Und eigentlich sind Sie als Therapeut – der fürsorglich ist für seinen Klienten –, Sie sind der Meinung, der soll jetzt damit aufhören.

KLIENT IN DER THERAPEUTENPOSITION: Okay. »Also, ich bin der Überzeugung, du solltest mit diesem Scheiß jetzt mal aufhören. Schau mal, wohin dich das bringt und wohin dich das nicht bringt. Du zahlst so einen zu hohen Preis dafür. Es ist anstrengend, du bist körperlich müde. Und du kannst eigentlich gar nicht das machen, was du gerne machen würdest. Es behindert dich, schränkt dich ein. Es macht Frust.«

← Wichtig ist, dass der Klient-Therapeut, wenn er wesentliche Aspekte mit dem Supervisor erarbeitet hat, diese seinem Klienten dann auch direkt sagt. Dadurch soll sich der Klient-Therapeut (der ja der Klient ist!) stärker und auch emotional »in die Argumente hineinversetzen«.

THERAPEUT ALS SUPERVISOR: Okay, dann wechseln Sie mal in die Klientenposition.

(Klient wechselt in die Klientenposition.)

THERAPEUT: Ja, Klient, wie wirkt das auf Sie? Lassen Sie das mal auf sich wirken und gucken Sie mal, was das mit Ihnen macht, wenn Ihr Therapeut sagt, Sie haben dadurch unglaublich hohe Kosten. Es ist anstrengend und frustriert Sie. Eigentlich ist das Mist.

KLIENT: Es ist anstrengend. Da hat er hundertprozentig recht. Auch was die Kosten betrifft hat er hundertprozentig recht. Mit dem »Lass es sein!« – Na ja, schon. Aber wie? Ich kann es ja nicht einfach ablegen.

← Immer wieder wird dann auf der Klientenposition geprüft, wie stark der Klient schon motiviert ist, wie stark das Vorgehen schon wirkt, und es wird herausgearbeitet, was den Klienten noch hindert. Und der Klient findet dann weitere »Hemmschuhe«, die wiederum bearbeitet werden müssen.

THERAPEUT: Okay. Dann wechseln Sie mal wieder auf den Therapeutenstuhl.

(Klient wechselt in die Therapeutenposition.)

THERAPEUT ALS SUPERVISOR: Ja, Therapeut. Ihr Klient sagt – und damit hat er natürlich auch recht: »Ich würde es ja gerne ablegen; ich akzeptiere die Aussage des Therapeuten: ›Es ist kostenintensiv, es ist anstrengend, es ist doof.‹ Es behindert mich. Eigentlich wäre ich es gerne los.« Das ist ja schon gut, dass er uns das sagt. Aber er fragt jetzt Sie als Therapeuten und mich als Supervisor auch: »Wie?«

← Der Therapeut-Supervisor nutzt jede Gelegenheit, positive Fortschritte zu betonen und zu loben. Damit bringt er noch einmal alle Fortschritte ins Bewusstsein des Klienten.

KLIENT IN DER THERAPEUTENPOSITION: Ja, »wie«, das ist die Frage.

KLIENT IN DER THERAPEUTENPOSITION: Ja. Ich glaube, ein gutes Argument dabei ist, dass er sich erst mal gar nicht mit dem Vorgang auseinandersetzen sollte: Wie geht denn das? Er könnte gleich auf die Idee kommen: »Das schaffe ich eh nicht.« Und versteckt sich dann hinter diesem Schema.

← Eine besonders wichtige Intervention des Therapeuten: auf zwei Aspekte aufmerksam machen, die nacheinander zu bearbeiten sind:
1. sich für ein Ziel entscheiden und
2. prüfen, wie es zu erreichen ist.

THERAPEUT ALS SUPERVISOR: Ja. Und deshalb wäre es schlau, wir würden ihn erst einmal in so einen Zustand bringen, dass er sagt: »Ich weiß zwar noch nicht genau, wie, aber ich bin total entschlossen.«

KLIENT IN DER THERAPEUTENPOSITION: Ja, das könnte gut sein.

Der Therapeut macht nun klar, dass es darum geht, Entschlossenheit zu erreichen, sich dafür zu entscheiden, den »Kampf gegen die Schemata aufzunehmen«. Wichtig ist aber auch, dass die Selbsteffizienz-Erwartung des Klienten gesteigert wird, dass ein Klient die Annahme entwickelt: »Du kannst dein Schema schlagen.« →

THERAPEUT ALS SUPERVISOR: Und das könnten wir erst mal erreichen. Und wenn er total entschlossen ist, dann hat er im Grunde auch die Hintertür nicht mehr, wo das Schema sagen würde: »Du schaffst das eh nicht.« Also ist die Frage: Wie können wir ihn davon überzeugen, dass er es schaffen kann? Ich glaube, es ist wichtig, dass wir ihm nicht nur sagen: »Du solltest den Kampf aufnehmen«, sondern wir sollten ihm auch sagen: »Du hast gute Chancen in dem Kampf. Du kannst dein Schema schlagen.«

KLIENT IN DER THERAPEUTENPOSITION *(lacht)*: Ja, kann er das?

... und genau auf das Zutrauen konzentriert sich nun der Therapeut. →

THERAPEUT ALS SUPERVISOR *(lacht)*: Das möchten Sie als Therapeut doch nicht ernsthaft bezweifeln. Das wäre jetzt als Therapeut Ihre Aufgabe, zu gucken: Wie könnten wir ihm klarmachen, dass er das wirklich kann? Er weiß zwar noch nicht genau, wie es geht. Aber das ist erst die nächste Frage. Wir wollen uns jetzt erst mal mit der Frage beschäftigen: Wie machen wir ihm klar, dass er sich das zutraut?

Hier erkennt der Klient in der Therapeutenposition ein wesentliches Problem: dass er sich schnell geschlagen gibt. →

KLIENT IN DER THERAPEUTENPOSITION: Also, die Entscheidung wäre nur die eine Geschichte. Aber dieses Zutrauen ... Ich glaube, er traut es sich nicht zu ...

THERAPEUT ALS SUPERVISOR: Eben.

KLIENT IN DER THERAPEUTENPOSITION: Er resigniert.

THERAPEUT ALS SUPERVISOR: Ja, genau. Das glaube ich nämlich auch. Und das wurde auch vorhin deutlich aus dem, wo er sagte: »Das blockiert mich.« Und »blockiert mich« heißt ja eigentlich, dass er in dem Augenblick die Waffen streckt. Das Schema sagt: »Du bist ein Arsch, du schaffst das nicht, du bist inkompetent.« Und dann streckt er die Waffen und sagt: »Schema, du hast gewonnen.«

KLIENT IN DER THERAPEUTENPOSITION: Ja.

Und genau dagegen, so macht der Supervisor klar, muss der Klient-Therapeut angehen. →

THERAPEUT ALS SUPERVISOR: Und jetzt müssen wir ihm klarmachen, dass er an der Stelle sagt: »Fuck you!« Wie kriegen wir ihn dazu?

KLIENT IN DER THERAPEUTENPOSITION: Wir könnten ihm sagen, wie gut sich das anfühlt, wenn er was macht.

THERAPEUT ALS SUPERVISOR: Und wie fühlt sich das an, was würde das für ihn heißen?

KLIENT IN DER THERAPEUTENPOSITION: Er hat ja die Erfahrung der Stärke schon gemacht. Er weiß, es ist da. Er hat die Möglichkeit. Der Erfolg war bisher ganz klein. Es ist eine Pflanze da, die wächst noch. Die ist noch nicht abgestorben und die muss man gießen.

THERAPEUT ALS SUPERVISOR: Was könnten Sie ihm sagen? Er muss ja Vertrauen zu sich haben. Man nimmt den Kampf gegen einen Gegner, den man für stark hält, nur dann auf, wenn man denkt: Eigentlich ist man selber auch stark. Also müssen wir ihm eigentlich sagen, dass er stark ist.

KLIENT IN DER THERAPEUTENPOSITION: Er ist stark genug?

THERAPEUT ALS SUPERVISOR: Ja.

KLIENT IN DER THERAPEUTENPOSITION: Also sollte ich ihm sagen, er ist stark genug, um den Kampf gewinnen zu können. Das heißt nicht, dass es ein leichter Kampf wird.

THERAPEUT ALS SUPERVISOR: Auf keinen Fall. Da sollten wir ihm auch keine Illusionen einpflanzen, dass es einfach ist. Natürlich ist es schwer. Wenn es nicht schwer wäre, dann hätte er das Problem selbst gelöst. Das kann gar nicht einfach sein. Aber das ist ganz wichtig, was Sie sagen. Wir müssen ihm klarmachen, dass er den Kampf gewinnen kann. Dass er ihn aber auch aufnehmen muss. Dass er sich hinstellen muss und sagen: »Okay, lass mal kommen.«

← *Es ist wesentlich, dem Klienten hier nichts vorzumachen: Der Kampf gegen die Schemata wird schwierig und langwierig. Und das macht der Therapeut dem Klienten auch klar. »Ressourcen-Aktivierung« bedeutet immer, die Möglichkeiten des Klienten klar, aber auch realistisch herauszuarbeiten.*

KLIENT IN DER THERAPEUTENPOSITION: Also: »Du kannst den Kampf gewinnen und du musst dich auch entscheiden, in den Kampf einzutreten.«

THERAPEUT ALS SUPERVISOR: Okay, sagen Sie es ihm mal. Denken Sie daran, er ist absorbiert worden von dem Schema. Und er wird nicht leicht zu überzeugen sein.

Damit ist das, was der Klient-Therapeut hier seinem Klienten sagt, sehr gut: Er macht die Möglichkeiten des Klienten realistisch deutlich und macht deutlich, dass der Klient sich entscheiden muss. Auf einer kognitiven Ebene ist nun klar, worum es geht. Aber nun muss der Klient die Entscheidung noch treffen, und zwar so, dass er auch emotional-affektiv dahintersteht. →

KLIENT IN DER THERAPEUTENPOSITION: Klient, ich möchte dir zwei Sachen sagen. Das Erste ist: »Ich bin der Überzeugung, du kannst den Kampf gewinnen. Das wird nicht einfach, das gebe ich zu, es wird ein schwieriger, mühsamer Kampf. Aber du bist fähig, diesen Kampf zu gewinnen. Zuallererst musst du dich aber dafür entscheiden, in den Kampf einzutreten.«

THERAPEUT ALS SUPERVISOR: Okay. Dann wechseln Sie mal wieder auf den Klientenstuhl.

(Klient wechselt in die Klientenposition.)

THERAPEUT: Ja, Klient, wie wirkt das auf Sie? Der Therapeut sagt: »Entscheiden Sie sich, in den Kampf einzutreten, und trauen Sie es sich zu.«

KLIENT: Es berührt mich fast ein wenig. Es ist eine angenehme Rührung. Es hat was affektiv Angenehmes. Hoffnung fast.

Wichtig ist auch, dass der Therapeut dem Klienten Zeit lässt, positive Affekte zu spüren; dass der Klient instruiert wird, Fortschritte positiv auf sich wirken zu lassen. Veränderungen sind kein rein kognitiver, sondern ein in hohem Maße emotionaler und affektiver Prozess und daher ist es wichtig, positiven Affekten Raum zu geben. →

THERAPEUT: Ja, die Hoffnung ist gut. Ich würde Sie auch bitten, das einfach ein bisschen zu genießen. Denn die positiven Affekte sind ja noch gar nicht so häufig an der Stelle. Und deshalb ist es ganz wichtig, dass Sie das mal spüren. Dass Sie mal spüren: Ich habe Hoffnung. Ich kann den Kampf aufnehmen.

KLIENT: Das geht aber schnell wieder zurück.

THERAPEUT: Ja, das geht schnell wieder zurück.

KLIENT: Es war da ... aber hat sich wieder verflüchtigt.

Hier wird der Begriff des – in der Biografie erworbenen und jetzt hinderlichen – Schemas eingeführt: ein »innerer Gegner«, mit dem es nun gilt, den Kampf aufzunehmen. →

THERAPEUT: Ja, aber das wissen wir ja. Das Schema ist stark und es wird zurückschlagen.

KLIENT *(lacht)*: Ja, genau.

THERAPEUT: Okay, dann gehen Sie noch mal in die Therapeutenposition.

(Klient wechselt in die Therapeutenposition.)

THERAPEUT ALS SUPERVISOR: Sie sind wieder völlig anderer Ansicht. Wir sollten auf dem Weg fortfahren, auf dem wir jetzt sind, weil es ja bei ihm was Positives auslöst. Also ist die Frage: Wie könnten wir ihm noch mehr klarmachen? Wie könnten wir ihn dazu bringen, dass er rausgeht und denkt: »Ich weiß, dass ich stark bin. Und ich kann meine Stärken spüren«? Wir müssen irgendetwas machen, was gegen seine Zweifel wirkt. Wo er rausgeht und sagt: »Das ist nicht zu widerlegen, die Stärken habe ich. Und die habe ich schon bewiesen. Und ich muss mir immer wieder klarmachen, dass die da sind.« Denn das wird auch passieren: Das Schema wird ihn immer wieder schreddern und sagen: »Och, Stärken, Quatsch.« Er muss immer wieder in der Lage sein, sich das auf den Schirm zu holen.

← Gerade der letzte Punkt ist jetzt wichtig: Der Supervisor will dem Klient-Therapeuten deutlich machen, dass der Klient sich für einen aktiven Kampf entscheiden und dass er an seine Stärke glauben muss. Und: Bevor es der Klient glaubt, muss es der Klient-Therapeut glauben, denn nur dann kann er es dem Klienten deutlich machen.

KLIENT IN DER THERAPEUTENPOSITION: Ich habe jetzt gerade das Problem und frage mich: Wo hat er das denn schon bewiesen? Er hat das ja sehr selten bewiesen.

← Die Zweifel sitzen tief: Natürlich tun sie das, denn sonst wäre das Problem nicht so hartnäckig.

THERAPEUT ALS SUPERVISOR: Ja, aber wenn er das an der Stelle noch nicht bewiesen hat, dann heißt das ja nicht, dass er die Ressourcen nicht hätte, es an der Stelle mal auszuprobieren.

← Also heißt die Devise des Therapeuten: Das Ganze noch mal von vorn!

KLIENT IN DER THERAPEUTENPOSITION: Das weiß ich, dass er sie hat.

THERAPEUT ALS SUPERVISOR: Okay, welche? Sagen Sie mal.

KLIENT IN DER THERAPEUTENPOSITION: Er hat die Kraft, sich zu wehren. Er hat die Kraft, dagegen anzukämpfen. Es ist möglich.

THERAPEUT ALS SUPERVISOR: Okay. Das sollten Sie ihm sagen. Denn, wenn er sagt: »Ich habe es an der Stelle noch nie probiert«, dann heißt das ja nicht, dass er es nicht kann, sondern nur, dass er es an der Stelle noch nicht gemacht hat. Und das heißt, er könnte an anderen Stellen die Stärke haben, und dann müsste er die Stärke mal da anwenden. Nicht nur an einer Stelle. Und sich mal klarmachen: Was ich da kann, kann ich dem Schema gegenüber auch. Sagen Sie es ihm mal, welche Stärken hat er? So, dass er es begreift und auch dasitzt und denkt: Das überzeugt mich.

KLIENT IN DER THERAPEUTENPOSITION: Er hat die.

Der Supervisor versucht, den Klienten »positiv zu provozieren«: Er unterstellt dem Klienten Stärke und provoziert den Klient-Therapeuten damit, sich anzuschließen und so »auf vorhandene Ressourcen zu stoßen«. →

THERAPEUT ALS SUPERVISOR: Okay! Sagen Sie ihm das, dass er dasitzt und denkt: »Stimmt, was mein Therapeut sagt.« Und deshalb ist es wichtig, dass Sie erst mal von Ihren Argumenten überzeugt sind. Denn Sie werden ihn nicht überzeugen, wenn Sie als Therapeut es nicht glauben.

KLIENT IN DER THERAPEUTENPOSITION: Ja ...

THERAPEUT ALS SUPERVISOR: Okay, dann drehen wir beide erst noch mal eine Runde. Erzählen Sie erst mal mir, was Sie denken, welche Stärken er hat.

Kognitiv ist der Klient schon recht fit, er ist aber immer noch zu wenig emotional beteiligt. Er ärgert sich nicht über seine Schemata und ist noch nicht wirklich entschlossen, gegen sie anzugehen. →

KLIENT IN DER THERAPEUTENPOSITION: Ich glaube, er spürt immer wieder seine Kraft, sein Potenzial. Das weiß er. Das Problem ist, dass er es nicht rauslässt.

THERAPEUT ALS SUPERVISOR: Wie könnten Sie ihn dazu bringen, es auch wirklich rauszulassen? »Du hast es, also mach es auch.«

KLIENT IN DER THERAPEUTENPOSITION: Ich könnte ihm sagen: Was ist die Alternative? Die Alternative ist: Weiter wie bisher. Es ist anstrengend, hat hohe Kosten und verhindert zu erreichen, was du gerne erreichen willst, dass es dir Spaß macht.

THERAPEUT ALS SUPERVISOR: Ja. Sagen Sie es ihm.

KLIENT IN DER THERAPEUTENPOSITION: »Du hast die Wahl. Du kannst entscheiden, so weiterzumachen wie bisher. Das ist aber mühsam, das ist anstrengend und frustrierend. Und es verhindert, irgendwohin zu kommen, wo du wirklich gerne wärst. Nicht nur aus Kompensationsgründen, sondern weil es dir entspricht. So, wie du bist, was du gerne machst, was du gerne tust. Wo du kräftig bist, wo du kreativ bist, wo du Lust erleben könntest.« So in diese Richtung? »Sicher, du kannst leben in einem geschützten Bereich, aber das willst du nicht. Du willst nicht nur in einem geschützten Bereich leben. Du willst hinaustreten und sagen: ›Schaut her, hier bin ich.‹«

THERAPEUT ALS SUPERVISOR: Wechseln Sie mal wieder in die Klientenposition.

(Klient wechselt in die Klientenposition.)

THERAPEUT: Ja, Klient! Wie wirkt das auf Sie, wenn Ihr Therapeut das so sagt?

KLIENT: Das fühlt sich wieder ganz gut an.

THERAPEUT: Sie können sich entwickeln, sagt er. Sie müssen einfach was für Ihre Lebensqualität tun. Und Sie haben auch die Möglichkeit dazu. Es ist nicht so, dass Sie dasitzen und sagen müssen: Ich kann das nicht.

KLIENT: Mir fällt da ein Erlebnis ein, wo ich es wirklich gut konnte. Und zwar beim Gitarrespielen. Ich spiele ganz gerne Gitarre und wurde aus diesem Grund von einer Band eingeladen, dort auszuhelfen bei einem Geburtstagsfest. Und da habe ich keine Probleme gehabt, mich da hinzustellen und zu spielen. Das war sehr schön. Also, es ist jetzt irgendwie ein anderes Thema ...

← Der Klient findet Ressourcen, die aber nicht direkt mit einer Bekämpfung des Schemas zu tun haben. Der Therapeut würdigt sie trotzdem, weil es wichtig ist, dass ein Klient lernt, durch die Aktivierung positiver Selbstaspekte auch eine positive Affektregulation zu lernen. Dann bringt der Therapeut den Klienten aber wieder zum Thema zurück.

THERAPEUT: Nein, nein. Gar nicht. Es ist ja genau der Punkt, um mal zu gucken, wo haben Sie denn Ihre Ressourcen wirklich. Es ist ja auch wichtig, dass wir Ihnen auf der Klientenposition nichts einreden. Denn wenn wir Ihnen das einreden, dann gehen Sie durch die Tür und das Ganze kollabiert wieder. Wir müssen im Prinzip was finden, wo Sie auch wirklich denken: »Ja, das ist auch so. Das glaube ich draußen auch noch, das glaube ich morgen auch noch und nächste Woche glaube ich das auch noch.«

KLIENT: Und was auch noch geht, ist die Geschichte mit dem: »Magst du so weitermachen wie bisher?« Das ist nicht sehr lustig. Es geht schon irgendwie. Es ist ja nicht so, dass alles komplett scheiße ist, aber ich bin eigentlich nicht zufrieden. Ich möchte die Möglichkeiten, die ich als Mensch habe, nutzen in verschiedenen Bereichen. Und auch Freude erleben. Und sagen können: »Da bin ich stolz auf mich.«

← Hier fängt der Klient nun auf der Klientenposition an, eine Motivation zu entwickeln, sich zu verändern.

THERAPEUT: Ja, das ist doch gut. Also ich finde das auch wichtig, das wahrzunehmen, zu spüren und auch sagen zu können: »Das will ich jetzt. Und ich wittere jetzt Morgenluft und ich habe jetzt keinen Bock mehr auf den Scheiß. Ich will aus dem Mist raus.« Okay, dann wechseln Sie mal auf den Therapeutenstuhl.

(Klient wechselt in die Therapeutenposition.)

← Diese Tendenz lobt der Therapeut sofort und führt sie weiter. Er nutzt diesen »Schwung« auch aus, um den Klienten sofort auf die Therapeutenposition zu setzen.

Der Therapeut versucht nun, den Klient-Therapeuten stärker zu emotionalisieren. Dies macht dann Sinn, wenn auf der kognitiven Ebene wesentliche Aspekte geklärt und vom Klienten auch akzeptiert sind, der Klient aber immer noch »zu kognitiv« und zu wenig emotional ist. Dann ist es wichtig, auch die emotionale Seite zu stärken. →

THERAPEUT ALS SUPERVISOR: Ja, Therapeut! Stärken wir ihn noch ein bisschen. Ich glaube, der Klient ist schon auf dem richtigen Kurs, aber wir sollten ihn doch noch ein bisschen energetisieren. Sie sollten als Therapeut dem noch ein wenig nachkommen und ihm ein bisschen Feuer unter dem Hintern machen. Denn die Gefahr besteht immer, dass er jetzt hier sitzt und sagt: »Das will ich jetzt«, aber drei Tage später ist das Strohfeuer wieder verbrannt. Und ich denke, wir sollten ihm wirklich klarmachen: Du willst das. Sie wollen, dass er das jetzt macht. Und Sie haben die Schnauze voll davon, dass er es wieder sein lässt.

KLIENT IN DER THERAPEUTENPOSITION: Also, er hat ja schon viel nicht gemacht. Viel sein gelassen.

Der Therapeut gibt hier durchweg eine Doppelbotschaft: Was du, Klient oder Klient-Therapeut, machst, ist schon recht gut, muss aber noch besser werden. →

THERAPEUT ALS SUPERVISOR: Aber er ist ja auf dem richtigen Weg. Das müssen wir ihm auch deutlich machen. Und ich denke, wir sind uns realistischerweise auch einig, dass so, wie er es bis jetzt gemacht hat, immer die Gefahr besteht, dass er dem Schema gegenüber wieder kapituliert.

KLIENT IN DER THERAPEUTENPOSITION: Ja, das ist der Punkt.

Um den KlieTherapeuten stärker zu emotionalisieren, stellt sich der Therapeut hinter den Klienten und unterstützt diesen aktiv: Er lobt Aktionen des Klient-Therapeuten, »feuert ihn an«, macht ihm deutlich, was er noch tun soll und kann. →

THERAPEUT ALS SUPERVISOR: Und deswegen sollten wir ihn einfach mehr energetisieren. Ich stelle mich mal hinter Sie und unterstütze Sie als Therapeut dem Klienten gegenüber. *(Therapeut steht auf und stellt sich hinter den Klient-Therapeuten.)* Also machen Sie ihm noch mal deutlich, dass Sie das wirklich wollen. Dass Sie wollen, dass er den Kampf jetzt aufnimmt.

KLIENT IN DER THERAPEUTENPOSITION: Da muss ich jetzt aber aufpassen, dass da nicht das Schema wieder zuschlägt …

THERAPEUT ALS SUPERVISOR: Versuchen Sie einfach, sich mal zu ärgern. Dass Sie auch spüren: Sie wollen nicht mehr, dass er sich so verhält. Sie sind wirklich dazu entschlossen, ihn dazu zu bringen, dass er den Kampf jetzt aufnimmt.

← Der Supervisor versucht hier, »konstruktiven Ärger« zu erzeugen: Der Klient-Therapeut soll anfangen, sich über das Schema zu ärgern, darüber, dass das Schema so stark ist und den Klienten knechtet und dass der Klient sich das alles gefallen lässt. Und aus dem Ärger soll er die Tendenz ableiten, dem Klienten zu sagen, dass er anfangen muss, sich zu wehren, dass er sich das alles nicht mehr gefallen lassen soll usw. In dieser ganzen Sequenz versucht der Therapeut, hinter dem Klient-Therapeuten stehend, diesen zu emotionalisieren.

KLIENT IN DER THERAPEUTENPOSITION: Also gut. »Ich als dein Therapeut will mir diese Scheiße nicht mehr anhören …«

THERAPEUT ALS SUPERVISOR: Ja, genau. Sagen Sie mehr, Sie müssen ihn überzeugen!

KLIENT IN DER THERAPEUTENPOSITION: »Das kenne ich nun zur Genüge. Du brauchst es mir gar nicht mehr zu sagen. Du sollst dich entscheiden und daran arbeiten. Du sollst es machen. Aber du musst aus dieser Scheiß-Opferposition raustreten.«

THERAPEUT ALS SUPERVISOR: Ja, sehr schön. Sagen Sie ihm das noch mal. Er sitzt da. Er ist auf dem richtigen Weg, aber wir müssen ihn unter den Hintern fassen und gemeinsam über die Hürde heben.

KLIENT IN DER THERAPEUTENPOSITION: »Also, Michael, ich möchte dir Folgendes vorschlagen: Geh aus dieser Scheiß-Opferposition heraus. Das eine ist deine Geschichte, deine Biografie und alles, was damals war, das andere ist aber die Gegenwart …«

THERAPEUT ALS SUPERVISOR: Ja, weiter. Sagen Sie ihm, was er machen soll.

KLIENT IN DER THERAPEUTENPOSITION: »Du bist jetzt kein Opfer mehr. Du bist kein Opfer der Welt, der Gesellschaft oder deiner Mutter. Du bist kein Opfer mehr. Lass diese Opferposition fallen …«

THERAPEUT ALS SUPERVISOR: Ja. Sehr gut. Weiter!

KLIENT IN DER THERAPEUTENPOSITION: »… Auch wenn du dich ab und zu gerne darin suhlst, lass es. Der Preis ist einfach zu hoch …«

THERAPEUT ALS SUPERVISOR: Machen Sie ihm noch stärker deutlich, dass er gegen die Schemata angehen soll.

KLIENT IN DER THERAPEUTENPOSITION: »Geh gegen dieses Scheiß-Schema an! Lass dir den Mist nicht mehr gefallen! Du kannst dich wehren! Also wehre dich auch!«

THERAPEUT ALS SUPERVISOR: Sehr gut. Das war schon sehr schön. Aber sagen Sie ihm das noch mal. Und diesmal lauter und kräftiger. Mit mehr Schwung! Los!

KLIENT IN DER THERAPEUTENPOSITION *(laut)*: »Lass dir die Scheiße nicht mehr gefallen! Geh aktiv dagegen an!«

THERAPEUT ALS SUPERVISOR: Sehr gut. Weiter so!

KLIENT IN DER THERAPEUTENPOSITION: »Lass dich nicht länger hängen!«

THERAPEUT ALS SUPERVISOR: Sagen Sie ihm auch, dass Sie ihn für okay halten. Er muss sich vom Schema nicht abwerten lassen.

KLIENT IN DER THERAPEUTENPOSITION *(laut)*: »Das Schema will dir die ganze Zeit einreden, du bist nicht okay. Das ist Quatsch! Natürlich bist du okay! Lass dir diesen Mist nicht länger gefallen!«

THERAPEUT ALS SUPERVISOR: Das ist sehr gut. Versuchen Sie, es noch stärker zu spüren. Setzen Sie sich bitte mal aufrecht hin und spüren Sie Ihre Stärke. Und spüren Sie den Ärger. Und jetzt noch mal, ganz laut!

KLIENT IN DER THERAPEUTENPOSITION *(laut)*: »Jetzt hör endlich mit dem Mist auf! Lass es dir nicht mehr gefallen! Das Schema redet Scheiße! Du bist völlig in Ordnung! Und wenn das Schema dir was anderes erzählt, lass dich nicht bequatschen.«

THERAPEUT ALS SUPERVISOR: Sehr schön. Noch mal! Machen Sie ihm ihren Ärger sehr deutlich!

KLIENT IN DER THERAPEUTENPOSITION *(sehr laut)*: »Jetzt hör auf, dir von dem Schema solche Scheiße erzählen zu lassen! Wehr dich! Hör auf, dir den Mist gefallen zu lassen! Du bist völlig okay und du weißt es!«

(Therapeut setzt sich wieder auf seinen Stuhl.)

THERAPEUT ALS SUPERVISOR: Ja, okay. Wechseln Sie noch mal in die Klientenposition.

(Klient wechselt in die Klientenposition.)

THERAPEUT: Ja, Klient! Gehen Sie aus der Opferposition raus. Spüren Sie Ihre Stärke und leben Sie Ihre Stärke.

KLIENT: Ja, ja. »Lebe deine Stärke. Nimm den Kampf auf.« Und dagegen die Opferposition. Das stimmt. Das ist irgendwie was, wo ich mich gerne reinbegebe. Aber ich hab's nicht gerne.

THERAPEUT: Ja, ja. Ich kann das gut verstehen. Denn die Opferposition gibt einem auch mal ein bisschen Ausgleich, wenn man ab und zu mal den Weltschmerz spürt und denkt, da kriegt man wenigstens ab und zu ein bisschen was. Auch das kann man ja akzeptieren, aber es ist wichtig, auch zu sehen, dass es Sie eigentlich in Ihrer Entwicklung behindert.

← Wichtig ist auch, dass der Therapeut dysfunktionale Strategien des Klienten nicht abwertet. Auch hier sollte der Therapeut eine zweifache Botschaft senden: Dysfunktionale Strategien werten niemanden ab. Vielfach sind es Lösungen, die auch positive Seiten haben. Aber: Man muss schauen, wann, wo und wie sie einen behindern und Kosten produzieren.

KLIENT: Ja, genau. Sie meinen, die Opferposition kommt daher, sich eine kleine Möglichkeit offenzuhalten ...

THERAPEUT: Auf alle Fälle. Ich finde, ab und zu steht einem Weltschmerz zu. Aber nie in der Weise, dass man hinterher denkt: »Oje, Scheiße, der Weltschmerz hindert mich daran, konstruktiv zu handeln.«

KLIENT: Mir fällt ein Beispiel ein, das möchte ich erzählen. Mir wurde vor Kurzem mein Rad gestohlen. Ein teures Rad, es war fast neu. Und mein Vater hat irgendwie meiner Frau gesagt: »Ich werde dem Michael was dazuzahlen zum neuen Rad.« Und er fragte meine Frau: »Darf ich es ihm sagen?« Und sie sagte: »Freilich darfst du es ihm sagen.« Aber mein Vater hat nie was zu mir gesagt. Ich war dann in der Opferrolle. Meine Frau sagte: »Sag doch deinem Vater, du willst was dazu.« Und ich sagte: »Nein, ich will das von ihm hören und nicht betteln.« Und ich war da das Opfer. Der arme Junge, der von seinem Vater nichts kriegt. Aber ich wollte auch nicht zu meinem Vater sagen: »Du hast gesagt, ich kriege was dazu.« Man muss wissen, mein Vater ist achtzig Jahre alt und dement und tut immer so, als sei er arm wie eine Kirchenmaus. Hat aber ein eigenes Haus und Geld auf der Bank. Was hindert mich daran zu sagen: »Ist schon okay, du wolltest mir was zum Rad dazugeben. Wo ist die Kohle?«

← Der Klient stößt hier auf einen wichtigen Aspekt bei sich selbst: Er geht oft in eine »Opferrolle«, von der er etwas hat (Gewinne aus dem dysfunktionalen System!) und die ihn daran hindern, aktiv zu werden und für sich zu sorgen. Und dies greift der Therapeut noch mal auf, um den Klienten dazu zu motivieren, aktiver zu werden, stärker seine Bedürfnisse in Handlung umzusetzen. Von der Inhaltsebene aus gesehen ändert dies das Thema der Therapie etwas. Da es dem Therapeuten hier aber um eine Steigerung der Motivation geht, aktiv zu werden und aktiv etwas zur Lösung eigener Probleme zu tun, ist dieser Aspekt hier weniger wesentlich. Auch mithilfe dieses Themas kann man eine Steigerung der Motivation erreichen.

THERAPEUT: Ja, das ist doch ein gutes Beispiel. Auch zu sagen: »Ich stehe jetzt für mich ein und lasse mich von diesem Schema an dieser Stelle nicht an der Nase rumführen.«

KLIENT: Genau das ist der Punkt.

THERAPEUT: Was hindert mich daran, zu sagen: »Wenn er mir das wirklich anbietet, dann nehme ich das auch.«

KLIENT: Ich will vom Opfer zum Täter werden. Und ich meine mit Täter nicht, dass ich irgendwie ein Straftäter werden will ...

THERAPEUT: Nein, tätiger! Aktiv!

KLIENT: Aktiv, ja.

THERAPEUT: Okay, wechseln Sie noch einmal auf den Therapeutenstuhl.

(Klient wechselt in die Therapeutenposition.)

THERAPEUT ALS SUPERVISOR: Ich möchte, dass Sie das, was Sie gerade gesagt haben, noch mal sagen. Aber emotionaler. »Ich muss aufhören, ich muss aus der Opferrolle raus, ich muss aktiv sein, für mich einstehen. Und ich kann das auch. Und wenn ich das kann, dann sollte ich das jetzt auch tun. Und wegkommen von meiner bisherigen Haltung, der Haltung: Ich lass mich jetzt mal einschüchtern.«

KLIENT IN DER THERAPEUTENPOSITION: Ein Risiko einzugehen ...

Um den Klienten wirklich zu emotionalisieren und um eine tragfähige Entscheidung zu erzielen, muss ein Therapeut das Verfahren meist mehrfach machen, sowohl, wie hier, innerhalb desselben Ein-Personen-Rollenspiels als auch in mehreren Ein-Personen-Rollenspielen über mehrere Therapiestunden. Deshalb gilt auch hier die Devise: Das Ganze noch mal von vorn! →

THERAPEUT ALS SUPERVISOR: Ja. Und zwar jetzt deutlicher. Versuchen Sie einfach, das auch mal zu spüren. Sie haben jetzt die Schnauze voll und Sie wollen, dass er das jetzt merkt.

KLIENT IN DER THERAPEUTENPOSITION: Okay, Therapeut; jetzt mal ein bisschen deutlicher. »Ich habe das Gefühl, du verstehst das nicht richtig. Ich will, dass du aufhörst! Dass du die Opferrolle ablegst. Vorbei, aus! Lass es bleiben! Du bist kein Opfer mehr. Geh in die Aktivität. Handle und setze dich für dich selber ein. Wehre dich, wehre dich, wehre dich ...«

THERAPEUT ALS SUPERVISOR: Ich werde mich mal wieder hinter Sie stellen und Sie noch ein bisschen anheizen. Denken Sie daran, er ist auf dem richtigen Weg. Das halten wir ihm durchaus zugute, aber ich denke, es könnte nichts schaden, wenn er merkt: Sie sind wirklich entschlossen. Denn auch er wird sich nur entschließen, wenn er merkt: Sie meinen das wirklich ernst. Und das sollten Sie ihm deutlich machen. Auch in der Effektivität, mit der Deutlichkeit Ihrer Sprache. Mit der Deutlichkeit, wie Sie das jetzt rüberbringen. Dass er dasitzt und denkt: »Verdammt, mein Therapeut meint das jetzt ernst und ich muss das jetzt tun, denn ich habe nicht die geringste Chance, das jetzt wieder anders zu machen.« Und das will ich jetzt hören. Los! Tief einatmen. Versuchen Sie mal, Ihre Stärke zu spüren. Sie wollen, dass er das jetzt macht, und trauen ihm das auch zu. Und denken aber: Er braucht ein wenig Unterstützung. Los!

KLIENT IN DER THERAPEUTENPOSITION: »Michael, ich will, dass du jetzt aufhörst damit. Raus aus der Opferrolle …« *(zum Therapeuten als Supervisor):* Das geht nicht gut, oder?

← *Der Klient fällt ein bisschen in den »Verzagtheitsmodus« zurück.*

THERAPEUT ALS SUPERVISOR: Doch! Sie können das! Sie müssen aber auch Ihre Stärke spüren gegen das Schema. Sonst spürt er das auch nicht. Lassen Sie sich nicht wieder einschüchtern! Sie können das! Sie können auch die Stärke gegen das Schema aufbringen und sagen: »Ich will das nicht mehr!« *(schreit)* »ES REICHT!«

← *Der Therapeut holt ihn aber schnell wieder heraus. Er gibt dem Klienten ein Modell, indem er selbst laut schreit und sehr energisch ist: Das hilft oft, ein solches Verhalten auch dem Klienten »zu erlauben«.*

KLIENT IN DER THERAPEUTENPOSITION *(sehr laut)*: »Michael, es reicht! Es reicht! Es reicht! Es ist vorbei …«

THERAPEUT ALS SUPERVISOR: Gut! Noch mehr!

KLIENT IN DER THERAPEUTENPOSITION: »Es ist lange vorbei. Es war viel zu lang da. Du musst dich wehren. Und du kannst dich wehren! Lass diese verdammte Opferrolle und fang endlich an, zu tun, was nötig ist!«

THERAPEUT ALS SUPERVISOR: Gut. Sehr gut. Mehr davon!

KLIENT IN DER THERAPEUTENPOSITION: Jetzt ist Schluss! Hör auf damit. Lass es bleiben, verdammt noch mal!

THERAPEUT ALS SUPERVISOR: Gut …

KLIENT IN DER THERAPEUTENPOSITION: »Raus aus der Opferrolle, rein in die Aktivität. Aus! Schluss! Keine Ausreden mehr!«

THERAPEUT ALS SUPERVISOR: Rein in die Klientenposition. *(Klient wechselt in die Klientenposition.)*

THERAPEUT: Wie ist es?

KLIENT: Ungewohnt. So kenne ich mich nicht. Aber es fühlt sich gut an.

THERAPEUT: Ja. Es fühlt sich gut an.

KLIENT: Mein Therapeut meint es gut, er hilft mir und steht mir zur Verfügung. Das spüre ich.

Die Sequenz endet damit, dass Therapeut und Klient ein konkretes Verhaltensexperiment vereinbaren. Wichtig ist, dass der Klient in einen Modus der Aktivität und des Selbstzutrauens kommt. →

THERAPEUT: Dann wäre es gut, an solchen Stellen mal zu gucken: Was könnten Sie tatsächlich in der Realität umsetzen? Ich finde es gut, wenn einfach ein paar Anläufe gemacht werden.

KLIENT: Ich finde, es war auch ein wirklich gutes Beispiel. Ich könnte mit meinem Vater anfangen und ihm sagen, ich hätte gerne das versprochene Geld.

THERAPEUT: Ja, das wäre ein guter Anfang. Wollen Sie das tun, es Ihrem Vater sagen?

KLIENT: Ja, das könnte ich tun.

THERAPEUT: Könnten Sie es tun oder werden Sie es tun?

KLIENT: Ich werde es tun.

THERAPEUT: Wann?

KLIENT: In der nächsten Woche.

THERAPEUT: Können wir das fest vereinbaren? Sie werden Ihrem Vater in der nächsten Woche sagen, Sie hätten gern das zugesagte Geld?

KLIENT: Ja, das ist okay. Ich werde es tun.

Die Pro-und-Kontra-Diskussion

Entscheidungsfindung nach gründlichem Durchdenken und Durchfühlen zweier Alternativen

Die Pro-und-Kontra-Diskussion leitet sich aus dem Ein-Personen-Rollen spiel ab und dient dazu, dass ein Klient die Alternativen einer anstehenden Entscheidung sehr gut, sehr gründlich und auch in affektiv-emotionaler Weise prüft, damit er eine für sich stimmige und tragfähige Entscheidung treffen kann. Die Indikation für dieses Verfahren ist daher gegeben, wenn ein Klient

- zwischen **zwei Alternativen** steht, zwischen denen er sich nicht entscheiden kann, vor allem, wenn die beiden Alternativen komplex sind, stark relevant sind und/oder fast gleichwertig erscheinen (wie die Entscheidung zwischen zwei Partnern oder zwei Jobs), oder
- sich zwischen **zwei »Lebenswegen«** entscheiden muss, wobei eine Entscheidung schwer zu treffen oder eine Alternative zwar sehr sinnvoll erscheint, jedoch nur sehr schwer durchzuhalten ist (wie die Entscheidung zwischen »abstinent werden« oder »weiter trinken«).

Ziel des Verfahrens ist es,

- dass der Klient beide Alternativen sehr gut »durchdenkt« und »durchfühlt«, sich also gleich ausführlich mit dem Pro und Kontra beschäftigt;
- dass der Klient alle relevanten Entscheidungsaspekte berücksichtigt, alle Konsequenzen durchgeht und »sich vor keinem Aspekt drückt«;
- den Klienten so lange in einem starken Konflikt zu halten, bis eine Entscheidung auch emotional getroffen wird und der Klient wirklich hinter seiner Entscheidung steht.

Aus Stimmigkeit ergibt sich Entschlossenheit.

Daher wird der Klient vom Therapeuten nicht aus der Disputation »entlassen«, bis der Klient selbst eine klare Stimmigkeit erlebt und weiß, dass er eine der Alternativen nun »wirklich will«.
Entsprechend wird der Klient veranlasst, nicht nur die (wenn sich eine solche ausmachen lässt) »konstruktive Alternative« (wie z. B. »Abstinenz«) genau zu prüfen und auf sich wirken zu lassen, sondern auch die ungünstige (wie »weiter trinken«). Dadurch soll erreicht werden, dass ein Klient wirklich weiß, worauf er sich einlässt, wenn er sich für die eine und damit dann zwangsläufig gegen die andere Alternative entscheidet. Dem Klienten soll vor der Entscheidung unmissverständlich klar sein, dass

- jede Entscheidung mit Kosten verbunden ist: Erhalte ich die Vorteile von A, verzichte ich auf die Vorteile von B;
- es keine magische »dritte Alternative« gibt, die nichts kostet, die nicht anstrengend ist u. Ä.;
- man sich nicht *nicht* entscheiden kann. Denn wenn man sich nicht entscheidet, dann entscheidet man sich immer für den Status quo (ob man will oder nicht), und oft entscheidet man sich auch dafür, eine Verschlimmerung des Zustandes in Kauf zu nehmen.

Je mehr dem Klienten vor einer Entscheidung klar ist, »worauf er sich mit der Entscheidung einlässt«, desto tragfähiger ist diese Entscheidung.

Das Verfahren

Bei der Pro-und-Kontra-Diskussion werden vier Stühle benutzt: Je zwei davon stehen sich gegenüber.

ABBILDUNG 10

Die Anordnung von Positionen bei der Pro-und-Kontra-Diskussion

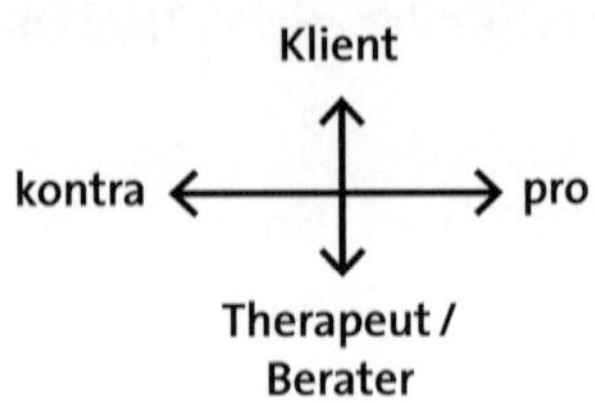

Zwei sich gegenüberstehende Stühle dienen als Position des Therapeuten und als Position des Klienten; die anderen zwei sich gegenüberstehende Stühle dienen als Pro- und Kontra-Position.

Der Therapeut bzw. Berater bleibt immer auf seiner Position sitzen: Er setzt (aus Gründen der Gedächtnisentlastung) den Kontra-Stuhl von sich aus immer nach links (die Klientenposition im Ein-Personen-Rollenspiel). Der Klient wechselt zwischen den anderen Positionen.

Auf der Klientenposition ist der Klient »er selbst«. Dort betrachtet er »den Stand der Disputation« zwischen den Alternativen und bewertet beide Positionen. Er klärt hier z. B. mit dem Therapeuten, welcher der beiden Alternativen er zuneigt, welche Argumente er nachvollziehbar findet, was ihn noch von einer Entscheidung abhält usw.

In der Kontra-Position vertritt er eine der Alternativen (bzw., falls das identifizierbar ist, die ungünstigere Alternative, also z. B. »weiter trinken«);

in der Pro-Position vertritt er die andere Alternative (bzw., falls das identifizierbar ist, die konstruktivere Alternative, z. B. »Abstinenz«).

Der Klient als »Anwalt« beider Alternativen

Manchmal vereinfacht es dem Klienten die Aktion, wenn er in den Positionen die Rolle eines »Anwalts« für die jeweilige Position einnimmt, eines Anwalts, dessen Aufgabe es ist, die jeweilige Position so gut wie möglich zu durchdenken, zu vertreten und zu verteidigen.

Der Therapeut übernimmt die Rolle des unparteiischen Moderators, der die Anwälte befragt, diese auffordert, Argumente zu liefern, sie zu begründen und zu verteidigen; er regt auch einen Dialog zwischen Pro-Anwalt und Kontra-Anwalt an und sorgt dafür, dass der Dialog emotional wird (aber immer respektvoll bleibt!).

Welcher Anwalt ist überzeugender?

Sitzt der Klient auf der Klientenposition, übernimmt der Therapeut wieder die Therapeutenrolle und klärt mit dem Klienten, wie dieser zu den Argumenten der »Anwälte« steht, wie der Stand seiner Entscheidung ist und was ihn an einer Entscheidung hindert.

»Echte«, tragfähige Entscheidungen treffen

Hat der Klient eine Entscheidung getroffen, dann prüft der Therapeut diese, indem er erneut die Anwälte diskutieren lässt: Hier müsste sich zeigen, dass der Anwalt einer Seite deutlich besser, überzeugender und/oder emotionaler ist. Das heißt, der Therapeut sollte hier nicht eine »Entscheidung« des Klienten einfach akzeptieren, sondern sie immer prüfen. Denn bei dem Verfahren geht es ja gerade darum, »Pseudo-Entscheidungen« zu vermeiden und »echte«, tragfähige Entscheidungen zu initiieren.

Wird im Laufe der Disputation deutlich, dass ein Klient klar zu einer Position neigt, und hat der Berater bzw. Therapeut den Eindruck, dass der Klient sich ausreichend mit der Kontra-Position befasst hat, dann kann er langsam der bevorzugten Position mehr Raum und mehr Unterstützung geben. Er folgt aber immer nur der Tendenz des Klienten und macht keine Vorgaben dazu, wie sich dieser entscheiden sollte!

Natürlich hat der Therapeut auch eine therapeutische Meinung. Und nach dieser Auffassung kann eine Alternative, z. B. die Pro-Alternative, therapeutisch eindeutig für den Klienten die konstruktivere sein. Wie sollte ein Therapeut bzw. Berater nun damit umgehen?

Neigt ein Klient schon selbst zu der konstruktiveren Alternative, kann der Therapeut dieser mehr Raum geben – ohne allerdings die Bearbeitung relevanter Kontra-Argumente zu blockieren, denn der Klient muss sich auch mit diesen auseinandersetzen! Neigt der Klient nicht der konstruktiven Alternative zu, dann kann der Therapeut dem Klienten (auf der Klientenposition) seine Auffassung zur Verfügung stellen, aber er sollte dabei deutlich machen, dass der Klient sich natürlich völlig frei entscheiden und damit auch gegen den Rat des Therapeuten entscheiden kann. Entsprechendes gilt auch, wenn ein Klient sich langsam gegen eine konstruktive Alternative zu entscheiden beginnt: Dann sollte ein Therapeut

- den Klienten nicht »ins offene Messer laufen lassen«, ihm also seine Bedenken mitteilen und deutlich machen, welche Gefahren er in Kauf nimmt und welche Konsequenzen seine Entscheidung hat;
- dem Klienten aber auch deutlich machen, dass er frei ist, die Bedenken des Therapeuten zu ignorieren, und dass der Klient sich selbstverständlich auch für eine therapeutisch ungünstige Alternative entscheiden kann (z. B. dafür, »weiter zu trinken«). Der Therapeut bzw. Berater hat die Verantwortung für die Therapie, nicht für den Klienten, und Klienten haben ein absolutes Recht auf eigene Entscheidungen. Hat der Therapeut bzw. Berater seine Pflicht getan, den Klienten zu informieren und zu warnen, dann sollte er auf jeden Fall die Entscheidung des Klienten akzeptieren. Möglicherweise hat er dann allerdings für den Klienten »nichts mehr im Angebot« und eine Beratung oder Therapie kann dann nicht mehr sinnvoll fortgesetzt werden.

Auch wenn es das Ende der Therapie bedeuten kann: Die Entscheidung des Klienten gilt es zu respektieren!

Transkript einer Therapiesitzung mit der Pro-und-Kontra-Diskussion

Der Klient ist ein 46-jähriger Mann, Grafikdesigner, der lange in einer Agentur gearbeitet hat und mit dem Job unzufrieden war. Er fühlte sich ausgenutzt, hatte den Eindruck, vom Chef unangenehme Arbeiten zugeschoben zu bekommen und, wenn Aufträge dringend wurden, stark unter Stress gesetzt zu werden. Er entwickelte Herzprobleme und eine Depression und war drei Monate in einer Klinik, bevor er in ambulante Psychotherapie kam. Er ist noch krankgeschrieben und steht nun vor der Alternative, aus dem Job auszusteigen oder in den alten Job zurückzugehen. Das Transkript stammt aus der 15. ambulanten Sitzung.

Der Therapeut macht als Erstes noch einmal die Alternativen klar, die zur Entscheidung anstehen. Er macht dann erneut deutlich, dass eine Entscheidung ansteht, und zwar eine, mit der der Klient auch wirklich leben →

THERAPEUT: Ja, Herr X, ich wollte gerne heute mal mit Ihnen eine andere Technik machen. Und zwar an dem Punkt, wo wir waren, dass Sie sagen: »Ich bin mit meinen Job aus verschiedenen Gründen unzufrieden.«

Sie sagen auch: »Eigentlich macht der Job mich krank, eigentlich bin ich deswegen auch in der Krise.« Das heißt, es gibt eine Position, wo Sie sagen würden: »Ich will da weg und ich muss da weg.«
Und es gibt aber auch die andere Position, wo Sie sagen: »Ich trau mich nicht, ich kann nicht.« Und die Ausgangssituation, auf die wir gestoßen sind, ist, dass Sie im Prinzip zwischen diesen beiden Tendenzen, also im Job bleiben oder vom Job wegbleiben, hin- und hergerissen sind.
Ich habe aber deutlich den Eindruck, es wäre gut, Sie würden sich entscheiden. Und sich dann in einer dieser Positionen einrichten und sagen: »Okay, dann entscheide ich mich. Da muss ich und kann ich mit leben. Und dann muss ich gucken, wie ich damit leben kann.« Ich glaube, wir könnten gar nicht – und das haben wir auch gesehen – uns darüber unterhalten, wie Sie das für sich lebbar machen können, wenn Sie gar keine Entscheidung treffen.
Und deswegen würde ich Ihnen vorschlagen, dass wir mal folgendermaßen vorgehen. Sie sehen, dass ich diese beiden Stühle hier hingestellt habe und wir jetzt auch voreinander sitzen. Und ich würde diese beiden Stühle nun als Pro- und Kontra-Position definieren.
An der Stelle, rechts von Ihnen, links von mir, ist die Kontra-Position. Kontra-Position heißt »gegen eine Veränderung«, also für den Job, für das Bleiben. Kontra heißt: Der Zustand soll bleiben, wie er ist, und Sie arrangieren sich mit dem Zustand.
Und links von Ihnen, rechts von mir sollte die Pro-Position sein. Also die Veränderungsposition, wo Sie die Position vertreten sollen: »Weg von dem Job und etwas Neues machen.« Pro heißt also: pro Veränderung, für etwas Neues. Und auf beiden Positionen sollten wir wirklich mal sehr gründlich gucken, was für die jeweilige Position spricht. Aber ich denke, wenn Sie sich entscheiden, wäre es gut, gründlich zu sein. Gründlich zu gucken: Was spricht dafür, was spricht dagegen? Was spricht dafür zu bleiben, was spricht dafür zu gehen? Damit die Entscheidung dann tragfähig ist, denn Sie merken ja selbst, Sie haben nichts davon, wenn Sie sich entscheiden und sich

kann. Der Therapeut erläutert das prinzipielle Vorgehen der Diskussion von Pro und Kontra. Hier sollte ein Therapeut nur das Prinzip erläutern, Details kann er erläutern, »wenn sie dran sind«.
Der Therapeut betont, dass ein wesentliches Prinzip des Vorgehens ist, gründlich zu sein. Und dies bedeutet auch: nicht schnell sein, dem Klienten immer Zeit lassen, Zeit, sich die Aspekte gründlich anzusehen und sie zu spüren, den Klienten nie zu Entscheidungen drängen, sondern ihn stattdessen anhalten, lieber einmal zu viel als einmal zu wenig zu prüfen, nie oberflächlich sein, sondern genau gucken, sich allen relevanten Aspekten stellen.
Der Therapeut beginnt mit der Kontra-Position, also hier: der Position des Status quo. Der Therapeut geht davon aus, dass der Klient diese zunächst am leichtesten vertreten kann, und das ist vorteilhaft, weil der Klient sich erst einmal an das Vorgehen gewöhnen und in die Disputation »einsteigen« können muss.

fünf Minuten später wieder für die andere Position entscheiden. Dann schwanken sie weiter hin und her, und das haben wir ja schon in den letzten Stunden gesehen, dass Ihnen das nicht weiterhilft. Und wir haben die Positionen ja schon einigermaßen geklärt. Und ich denke, der nächste Schritt, den wir jetzt tun müssten, ist, zu einer Entscheidung zu kommen.

Das heißt, ich würde Sie bitten, sich abwechselnd – das sage ich Ihnen dann – auf diese beiden Positionen zu begeben; und auf dem Stuhl, auf dem Sie jetzt sitzen, gucken Sie dann: Was überzeugt mich denn von dem, was auf den einzelnen Positionen gesagt wurde?

Das heißt, wir könnten uns vorstellen, dass auf der – von Ihnen aus gesehen – rechten Position sozusagen der Kontra-Anwalt sitzt, der die Kontra-Position vertritt, und auf der anderen sitzt der Pro-Anwalt, der die Pro-Position vertritt. Und auf dem Stuhl, auf dem Sie jetzt sitzen, sitzen Sie als Klient. Und Sie gucken einfach, was Sie überzeugt, und reden mit mir darüber. Und gucken Sie auch mal, welche der beiden Positionen Sie im Moment stärker überzeugt, ob Sie zu einer dieser Positionen irgendwann mal neigen.

Aber ich glaube, es ist wichtig, auch erst mal eine ganze Zeit lang auszuhalten, dass die Positionen vielleicht erst mal gleich sind. Dass wir aber ganz gründlich sind und gründlich gucken: Was spricht wirklich objektiv und subjektiv aus Ihrer Sicht für Bleiben und was spricht für Veränderung?

Ich würde sagen, gehen Sie erst mal in die Kontra-Position links von mir. Und Kontra-Position heißt, dass Sie sagen, es spricht aus Ihrer Sicht etwas für Bleiben, für den Zustand, wie er ist, und gegen Veränderung. Und gucken Sie einfach mal, was Ihnen in der Position einfällt. Ihre Aufgabe ist es jetzt mal, diese Position einzunehmen und diese Position aktiv zu verteidigen. Und wir gucken einfach mal, was Ihnen einfällt, was dafür spricht, in dem Job zu bleiben.

KLIENT IN DER KONTRA-POSITION: Es ist eigentlich ganz einfach. Es ist ein sicheres Einkommen. Also gekündigt werde ich in dem Job nicht. Die brauchen mich ja auch. Die kommen ohne mich ja gar nicht zurecht, das habe ich ja gesehen. Und da verdiene ich ja eigentlich ganz gutes Geld, und wenn ich jetzt kündigen würde, wäre alles ungewiss. Ich wüsste ja gar nicht, wie es weitergeht.

← *Es ist deutlich, dass dem Klienten diese Position sehr leichtfällt.*

THERAPEUT: Das wäre ein wichtiges Argument aus Ihrer Sicht. Dazubleiben würde Ihre finanzielle Situation, Ihre berufliche Situation überschaubar machen.

← *Der Therapeut bemüht sich immer, die Argumente des jeweiligen Anwalts klarer, präziser, deutlicher, expliziter zu formulieren, sie also »auf den Punkt zu bringen« oder weiterzuführen, Schlüsse daraus explizit zu ziehen, um die Argumente noch schlagkräftiger zu machen.*

KLIENT IN DER KONTRA-POSITION: Auf jeden Fall.

THERAPEUT: Und rauszugehen würde Sie in Unsicherheit bringen.

KLIENT IN DER KONTRA-POSITION: Ja.

THERAPEUT: Eine große Unsicherheit, wo Sie denken: Ich weiß nicht, ob ich überhaupt noch was kriege.

KLIENT IN DER KONTRA-POSITION: Ich habe ja schon Bewerbungen geschrieben für gleichwertige Jobs und da ist ja nie was bei rumgekommen. Ich habe ja gar keine Alternative. Ich weiß ja gar nicht, wie es weitergehen soll.

THERAPEUT: Okay. Dann würde ich Sie bitten, mal in die Pro-Position zu gehen.

(Klient wechselt in die Pro-Position.)

THERAPEUT: Sie sind jetzt sozusagen der Pro-Anwalt. Sie sind ganz anderer Ansicht als der Vertreter der Kontra-Position und es wichtig, dass Sie mal sagen: Was wäre denn aus Ihrer Sicht ein Gegenargument gegen das, was er sagt? Er sagt: Es gibt wesentliche Argumente. Das eine Argument ist: Zu bleiben heißt, ich habe einen sicheren Posten, das spricht für Bleiben. Und gegen Veränderung und für Bleiben spricht auch, dass dies eine große Unsicherheit bringen würde. Was würden Sie sagen?

Der »Gegenanwalt« kann und soll die Argumente des anderen Anwalts angreifen, widerlegen, entkräften und er soll neue, wesentliche Argumente entwickeln. Dabei soll ihm der Therapeut helfen. Es wird hier schon deutlich, dass der Klient in der Pro-Position emotionaler argumentiert als in der Kontra-Position. Dies zeigt dem Therapeuten bereits, dass der Klient zwar noch schwankt, dass er gefühlsmäßig aber schon zu einer Alternative neigt.

KLIENT IN DER PRO-POSITION: Ich würde dem klar entgegenhalten, dass mich der Job ja krank gemacht hat. So, wie das bis jetzt läuft. Ich krieg da nur die Scheißarbeiten oder die Sachen, die kein anderer machen will. Ich kriege einen unglaublichen Druck aufgebürdet, den auch kein anderer schultern will. Und das ist einfach für mich nicht mehr zu leisten, ich fühle mich völlig überfordert und kann der Aufgabe gar nicht mehr gerecht werden und im Grunde will ich das auch gar nicht mehr. Diese Art von Arbeit will ich eigentlich gar nicht mehr machen. Damit bin ich hoch unzufrieden.

THERAPEUT: Dass Sie eigentlich sagen: Gegen Bleiben heißt, Sie sind total unzufrieden, Sie haben den Eindruck, Sie bekommen eine Arbeit, die Sie auch nicht wollen. Und eigentlich macht Sie das die ganze Zeit total unzufrieden und Sie haben die Tendenz zu sagen: Das geht eigentlich so gar nicht.

KLIENT IN DER PRO-POSITION: Das geht nicht, wegen meiner Gesundheit alleine schon. Wegen meines Wohlbefindens. Das leidet ungemein unter dieser Arbeitsstelle. Und das ist ja auch gar nicht die Arbeit, die ich immer machen wollte. Das war ja am Anfang so ein Kompromiss. Ich bin da ganz gut reingekommen, aber nie richtig angekommen. Und das merke ich jetzt halt.

THERAPEUT: Ja. Gehen Sie mal in die Klientenposition zurück und gucken Sie sich jetzt mal aus dieser Position den Stand der Argumente an. Was würden Sie sagen? Die haben beide recht, oder?

(Klient wechselt in die Klientenposition.)

Dass beide Anwälte recht haben, ist tatsächlich das Problem. Aber hier sollte sich der Klient gerade nicht entmutigen lassen, denn gerade deshalb greift man zu dieser Technik.

KLIENT: Die haben beide recht. Das ist ja gerade das Problem.

THERAPEUT: Das ist genau das Problem. Die haben beide recht. Die Kontra-Position hat recht mit den Aussagen: »Es ist eine gesicherte Arbeit, es ist ein gesichertes Einkommen und eine Veränderung wäre riskant.« Aber die Pro-Position sagt auch: »Es geht eigentlich gar nicht mehr.« Gut. Dann gehen Sie noch einmal in die Pro-Position.

(Klient wechselt in die Pro-Position.)

THERAPEUT: Ich würde Sie noch mal bitten: Können Sie irgendwas finden, was unseren Kontra-Anwalt sozusagen aushebelt? Er sagt zum Beispiel – was ein ganz wichtiges Argument ist –: »Rauszugehen heißt Unsicherheit. Und Unsicherheit kann ich nicht ertragen. Unsicherheit verunsichert mich so, dass das meine Lebensqualität auch wieder reduzieren würde«, das übersetze ich mal so. Und Sie sagen: »Eigentlich will ich weg, eigentlich habe ich die Schnauze von der Arbeit voll, eigentlich will ich das nicht mehr«, aber Sie kriegen den Klienten nur überzeugt, eine Entscheidung zu treffen, wenn wir das irgendwie widerlegen, aushebeln, anders bewerten können. Was könnten Sie dem Klienten sagen gegen dieses Argument: »Du verlässt eine sichere Arbeitsstelle und gehst ein hohes Risiko ein, möglicherweise gar nichts mehr zu finden«?

← *Der Therapeut greift die Tatsache auf, dass der Klient zur Pro-Position neigt. Und der Therapeut hält diese Entscheidung auch für die therapeutisch bessere. Also kann er von nun an diese Alternative etwas bevorzugen. Und dies tut er nun, indem er versucht, spezielle, besonders relevante Argumente des Kontra-Anwalts zu bearbeiten.*

KLIENT IN DER PRO-POSITION: Einerseits hat er recht. Ein Risiko ist es ja. Andererseits betreibt er dann ganz schöne Schwarzmalerei, wenn er so sagt: Da wird ja gar nichts mehr möglich sein oder es endet in Hartz IV oder in einer ähnlichen Katastrophe. Das versucht er ja eigentlich zu suggerieren, aber ich habe das Gefühl, das muss ja überhaupt nicht zutreffen.

← *Es kommt darauf an, dass der Klient möglichst realistische Einschätzungen entwickelt. Er soll sich nichts vormachen. Also ist es okay, wenn der Pro-Anwalt hier sagt: »Den Job zu verlassen ist ein Risiko.« Streng genommen wechselt der Klient von der Anwalts- in die Klientenrolle. Dies kann der Therapeut schon mal zulassen, wenn, wie hier, eine Distanzierung nicht unbedingt erforderlich ist.*

THERAPEUT: Ja, und warum nicht?

KLIENT IN DER PRO-POSITION: Na ja, ich habe ja einiges gemacht in meinem Leben. Erst die Ausbildung bei Opel, dann das Studium. Und ich denke, mit der Erfahrung muss ich doch nicht auf der Strecke bleiben. Es gibt doch immer irgendeinen Beruf, wo ich was Sinnvolles machen kann. Das scheint er ja gar nicht zu berücksichtigen.

THERAPEUT: Okay. Gehen Sie noch mal in die Klientenposition.

(Klient wechselt in die Klientenposition.)

Was würden Sie denn sagen, wenn der Pro-Anwalt Ihnen sagt: »Sie haben doch viel gemacht, Sie haben doch viel Erfahrung. Es besteht überhaupt gar keine Notwendigkeit, bei Hartz IV zu landen«? Er sagt: »Ein Risiko ist es, klar. Aber das Risiko ist lebbar. Das kann man eingehen. Das ist okay. Es ist nicht gesagt, dass man auf der Straße landet. Im Gegenteil, es gibt sogar sehr gute Gründe,

← *Der Therapeut will nun herausarbeiten, was den Klienten noch an einer Entscheidung hindert, um diese Aspekte dann systematisch weiter bearbeiten zu können.*

anzunehmen, dass Sie früher oder später etwas Angemessenes kriegen.« Was würden Sie sagen, überzeugt Sie das?

KLIENT: Also zur Hälfte. Irgendwie schon, aber es bleibt immer noch so ein Restzweifel. Der ist ja schon sehr optimistisch hier: »Das wird schon klappen.« So, als müsste er die Entscheidung ja gar nicht fällen, aber ich muss die Entscheidung fällen. Und noch habe ich ja nichts und das fühlt sich einfach schlecht an.

THERAPEUT: Ja, fühlt sich einfach schlecht an. Was daran fühlt sich schlecht an?

Sobald ein solcher »Hinderungs«-Aspekt klar ist, schickt der Therapeut den Klienten in die Kontra-Position, um diesen Aspekt genauer herauszuarbeiten, bevor er dann von der Pro-Position aus bearbeitet wird. →

KLIENT: Eigentlich das, was der auf der anderen Seite sagt. Dass ich nicht genau weiß, wie es enden wird. Und ich habe schon die Angst, dass ich dann einen Scheißjob machen muss und unter meinen Möglichkeiten bleibe.

THERAPEUT: Gut. Jetzt geben wir noch mal dem Kontra-Anwalt das Wort.

(Klient wechselt in die Kontra-Position.)

THERAPEUT: Greifen Sie doch mal auf, was der Klient gesagt hat. Der Klient sagt: »Ich muss das machen, denn es könnte schon sein, dass ich sonst einen Scheißjob machen muss und dass es mir dann ganz schlecht geht.« Eigentlich sagt er ja: »Wenn ich die Stelle verlasse, besteht ein reelles Risiko, dass ich mich deutlich verschlechtere. Und eigentlich wird damit meine Lebensqualität noch schlechter.« Sie sind sowieso dieser Meinung und untermauern das jetzt.

Und genau dies tut der Klient nun: Er elaboriert seine Befürchtungen. Die therapeutische Annahme ist: Je klarer die Ängste sind, je deutlicher die negativen Annahmen werden, je elaborierter die Kontra-Seite ist, desto leichter und besser lässt sie sich bearbeiten und bekämpfen. Sich dem Problem zu stellen und das Problem zu verstehen heißt, das Problem bearbeitbar zu machen; ein Problem zu vermeiden heißt, es zu konservieren. →

KLIENT IN DER KONTRA-POSITION: Ja, das fällt mir relativ leicht. Er hat ja schon ein paar Bewerbungen auf gleichwertige Jobs geschrieben und er hat ja nie auch nur eine Einladung bekommen. Und damit steht ja schon fest, dass sich auf gleichem Niveau nichts finden lassen wird. Dass es auf jeden Fall einen Abstieg bedeutet. Keine Ahnung, was er dann machen muss, vielleicht irgend so einen Job in der Pflege oder so. Und das ist doch eigentlich unter seiner Würde mit dem Studium, das er absolviert hat. Und ich glaube, das wird ihm auch gar nicht passen.

THERAPEUT: Sie sagen, da gibt es schon so eine Art Realitätstest durch die Bewerbungen. Und eigentlich sind diese Realitätstests gescheitert. Er hat nichts bekommen. Keine

Einladung bekommen. Und Sie sagen, das ist eigentlich schon ein ziemlich gutes Zeichen, dass das so nicht klappen wird. Und das bedeutet dann, wenn er nichts Gleichwertiges kriegt, muss er logischerweise einen Abstieg machen.

KLIENT IN DER KONTRA-POSITION: Ja, genau.

THERAPEUT: Ja, dann gehen Sie mal in die Pro-Position.
(Klient wechselt in die Pro-Position.)

THERAPEUT: Sie versuchen mal, ganz anderer Meinung zu sein. Der hat ja schon ziemlich scharf geschossen und sagt: »Es gibt Hinweise, es gibt Realitätsprüfungen, dass das nicht klappen wird, und« – ich übersetze das mal pointiert – »es wäre eigentlich Wahnsinn, trotzdem den Job zu verlassen.« Und Sie versuchen, ganz anderer Meinung zu sein und auch den Klienten von Ihrer Meinung zu überzeugen. Was würden Sie sagen?

← Nun geht es um das Wesentliche: die Befürchtungen der Kontra-Position zu widerlegen oder deutlich zu machen, dass der Klient sich den Bedrohungen stellen kann! Der Therapeut räumt dem »Pro-Anwalt« viel Raum ein und gibt ihm viel Unterstützung.

KLIENT IN DER PRO-POSITION: Dass es eigentlich völliger Quatsch ist, was er sagt, denn er hat ein paar Bewerbungen losgeschickt, aber eben nur ein paar ausgewählte. Also das deckt sicherlich nicht die Vielzahl von Jobs ab, für die er qualifiziert wäre. Das weiß er ja noch gar nicht, da hat er sich auch gar nicht informiert. Er hat sich nur auf gleichartige Stellen beworben und ich denke, da gibt es noch wesentlich mehr.

THERAPEUT: Ah ja, das heißt, Sie würden ihm sagen, er hat die Möglichkeiten, die er hat, nicht mal ansatzweise ausgeschöpft.

KLIENT IN DER PRO-POSITION: Nö. Das war eher so halbherzig, was ich da bis jetzt gesehen habe.

THERAPEUT: Ah, okay.

KLIENT IN DER PRO-POSITION: Und dann würde ich noch sagen: Auch wenn es zeitweise eine Verschlechterung wäre, was ja möglich ist, heißt das ja nicht, dass das immer so weitergeht.

THERAPEUT: Ja, daran habe ich auch schon gedacht, und ich finde gut, dass Sie das auch sagen. Weil der Kontra-Anwalt ja immer so tut, dass, wenn es mal eine Verschlechterung wäre, wäre es eigentlich eine Verschlechterung für die nächsten dreißig Jahre.

KLIENT IN DER PRO-POSITION: Ja, oder bis zum Ende.

THERAPEUT: Ja, aber eigentlich geben Sie ja ein gutes Argument dafür, dass er sagt: Na ja, er könnte das auch als Basis nehmen. Dann macht er das mal ein Jahr und versucht, sich weiter zu bewerben und dann den Ausstieg da auch wieder hinzubekommen.

KLIENT IN DER PRO-POSITION: Genau. Und das würde ich ihm auch zutrauen, dass er da einen Ausstieg findet oder Aufstiegsmöglichkeiten oder was auch immer.

THERAPEUT: Ja. Gehen Sie mal in die Klientenposition.

(Klient wechselt in die Klientenposition.)

THERAPEUT: Ja, Sie haben jetzt gehört, was die beiden Anwälte gesagt haben. Was würden Sie sagen? Wie bewerten Sie das? Würden Sie das akzeptieren, was der Pro-Anwalt sagt?

KLIENT: Ja, ich fühle mich auch eher zu dem Pro-Anwalt hingezogen. Wenn der was sagt, spricht mich das eher an irgendwie. Aber ich habe immer noch Zweifel und Ängste, ob ich ihm wirklich glauben und vertrauen kann. Ich würde das gerne alles glauben, aber da habe ich manchmal das Gefühl ...

Und erneut versucht der Therapeut, die noch bestehenden Gründe herauszuarbeiten, die eine klare Entscheidung verhindern. →

THERAPEUT: Was sind denn das für Ängste? Lassen Sie uns mal gucken. Wir sollten das ernst nehmen, weil diese Ängste Sie auch an der Entscheidung hindern. Und deshalb sollten wir uns die Ängste auch vorknöpfen. Was sind genau die Ängste? Sie sagen, eigentlich finden Sie das schon überzeugend, was der sagt. Aber es kommt trotzdem ein Aber. Und lassen Sie uns mal gucken, was für ein Aber das ist.

KLIENT: Er ist ja ein kompletter Optimist und sagt letztendlich: Es wird alles gut enden für mich. Und ich würde das gerne übernehmen und das genauso optimistisch sehen. Aber ich habe nach wie vor die Angst, dass das in einem riesigen Schiffbruch endet.

THERAPEUT: Denken wir das mal zu Ende. Was wäre denn die absolute Katastrophe, die Ihre Ängste Ihnen suggerieren? Was wäre das Schlimmste, was Sie sich vorstellen könnten, was passieren könnte?

KLIENT: Hartz IV.

THERAPEUT: Hartz IV.

KLIENT: Ich kündige den Job, dann bin ich eh erst mal gesperrt. Dann bewerbe ich mich, bekomme nichts Neues und nach einem Jahr oder so muss ich Hartz IV beziehen.

THERAPEUT: Okay.

KLIENT: Obwohl ich weiß, dass das nicht passieren wird, aber trotzdem ...

THERAPEUT: Okay. Dann gehen Sie noch mal in die Pro-Position.

← Da der Klient nun in der Klientenposition eine klare Befürchtung geäußert hat, setzt der Therapeut den Klienten sofort auf die Pro-Position, um diese sofort zu widerlegen.

(Klient wechselt in die Pro-Position.)

THERAPEUT: Der Klient hat gesagt, einiges von dem, was Sie gerade gesagt haben, überzeugt ihn schon. Aber er hat immer noch ein Grummeln im Bauch und das nehmen wir mal ernst. Er sagt, die schlimmste Katastrophe, die passieren könnte, wäre Hartz IV. Was könnten Sie ihm sagen?

KLIENT IN DER PRO-POSITION: Er hat noch nie in seinem Leben auch nur einen Monat Arbeitslosengeld bezogen. Selbst wenn es jetzt für eine kurze Zeit der Fall sein sollte, glaube ich nicht, dass er da lange drinbleibt. Er wird einen Job finden, das auf jeden Fall. Er weiß das auch im Grunde selber, Hartz IV ist keine realistische Option. Ich glaube, das hat er noch gar nicht so richtig begriffen. Das ist ein Schreckgespenst, das er sich da selber irgendwie aufbaut. Warum, weiß ich auch nicht genau.

THERAPEUT: Aber eigentlich würden Sie sagen, dass er das macht. Er baut sich was auf, aber im Grunde würden Sie auch sagen: Das ist aufgeblasen und aufgebauscht.

KLIENT IN DER PRO-POSITION: Ja. Ich meine, er ist offensichtlich ein ängstlicher Typ. Er macht es auch ganz gerne, aber es ist – bei allem, was man über ihn weiß – vollkommen unrealistisch.

THERAPEUT: Ja. Gehen Sie noch mal in die Kontra-Position.

← Nachdem der Klient in der Pro-Position nun Gegenargumente geliefert hat, setzt der Therapeut ihn auf die Kontra-Position, um zu prüfen, ob diese Gegenargumente »standhalten«.

(Klient wechselt in die Kontra-Position.)

THERAPEUT: Ich würde ganz gerne mal hören, was der Kontra-Anwalt dazu zu sagen hat. Sie sind ja als Kontra-Anwalt ganz anderer Ansicht. Und Sie würden den Klienten gerne unterstützen in seinem Zweifel und ihm noch ein paar Argumente liefern. Was würden Sie sagen, auch gegen den Pro-Anwalt?

KLIENT IN DER KONTRA-POSITION: Ihm würde ich sagen: »Natürlich, es gibt heute so viele arbeitslose Akademiker. Da sieht man ja schon, wo es enden kann. Das ist ja nicht aus der Luft gegriffen, dass man da enden kann, obwohl man ein Studium abgeschlossen hat.« Und das kennt er ja auch aus dem Freundeskreis. Da gibt es ja auch zwei oder drei, die arbeitslos sind.

THERAPEUT: Und das heißt, um das zu verhindern, wäre die einzige Möglichkeit, den Job beizubehalten, scheißegal, was ihn das psychisch und physisch kostet.

Der Therapeut versucht nun, die Diskussion »auf die Spitze zu treiben« und sie auch zu emotionalisieren. →

KLIENT IN DER KONTRA-POSITION: Ja. Da weiß er wenigstens, war er hat.

THERAPEUT: Da weiß er, was er hat. Okay, noch mal in die Pro-Position.

(Klient wechselt in die Pro-Position.)

THERAPEUT: Was würden Sie denn sagen? Der schießt jetzt scharf und sagt, es hat überhaupt keinen Zweck. Die Chancen sind so schlecht, und wenn es nur eine geringes Risiko gibt, bei Hartz IV zu enden, das geht gar nicht. Das kann er nicht in Kauf nehmen.

KLIENT IN DER PRO-POSITION: Ich würde den Klienten fragen, was ihm eigentlich wichtiger ist. Aber letztendlich geht es um seine Gesundheit. Und in seinem jetzigen Job leidet seine Gesundheit, seine Stimmung und sein Wohlbefinden und dann wäre die Frage: Was wäre ihm wichtiger? Das Restrisiko, das so groß wie auch immer sein mag, oder eben seine Gesundheit.

THERAPEUT: Ja, okay. Gehen Sie mal in die Klientenposition.

(Klient wechselt in die Klientenposition.)

Ich finde, das ist eine spannende Frage. Der sollten wir uns mal zuwenden. Der Kontra-Anwalt sagt, es gibt auf alle Fälle ein Restrisiko. Und um das zu verhindern: »Bleib im Job, egal, was es kostet.« Und der Pro-Anwalt: »Nein, das geht gar nicht, weil es einfach zu viel ist. Du kannst das nicht machen. Du merkst, der Job tut dir überhaupt nicht gut. Der beeinträchtigt total deine Lebensqualität. Restrisiko hin oder her. Das mag es geben, aber es gibt eigentlich keine Alternative.« Was würden Sie sagen?

KLIENT: Ich fühlte mich ja eh schon immer zu dem Pro-Anwalt hingezogen, aber er hat irgendwie recht. Ich möchte ja auch gar nicht, dass es so weitergeht. Das habe ich ja schon über die ganzen Jahre gespürt. Und es stimmt schon, es gibt ein Restrisiko, aber irgendwie ... was soll's. Wenn man nichts wagt, kann man auch nicht gewinnen. Ich möchte ja was gewinnen, ich möchte das so ja nicht mehr weitermachen.

THERAPEUT: Aber dann ist ja wirklich die Frage: Wenn er sagt: »Da gibt es ein Restrisiko«, muss man sagen: »Das ist ja wahrscheinlich realistisch. Man kann im Prinzip nie absolut sicher in die Zukunft gucken. Dann wäre vieles sehr viel einfacher.« Aber wenn er sagt: »Es gibt ein Risiko, das kann man nicht total ausschließen, das mag sehr unwahrscheinlich sein, aber das Risiko bleibt«, dann müssen wir ja gucken: Wie würden Sie damit umgehen, wenn Sie sagen würden: »Okay, im Grunde möchte ich mich eher für den Ausstieg entscheiden, weil ich den Eindruck jetzt deutlich habe, das würde mir besser tun«? Da müssen wir noch mal hingucken. Wie wollen Sie mit dem Restrisiko dann umgehen?

← Oft ist es wesentlich, dass Klienten erkennen, dass man Risiken niemals völlig ausschließen kann, dass man immer lernen muss, mit Risiken zu leben und sie zu akzeptieren, dass man sich trotz Risiken entscheiden und handeln muss, dass man das Risiko durchaus tragen und mit der »Bedrohung« gut leben kann.

KLIENT: Irgendwie weiß ich ja, dass ich das in Kauf nehmen muss.

THERAPEUT: Das wissen Sie?

← Dies hat der Klient aber im Wesentlichen schon erkannt, er muss im Grunde nur noch einen Schritt tun.

KLIENT: Ja. Ich habe auch immer so das Gefühl, das ist wirklich sehr klein und gering. Ich muss ja am Anfang gar nicht auf derselben Augenhöhe arbeiten, es reicht ja, wenn ich erst mal irgendwo anders anfange.

THERAPEUT: Ja? Prüfen Sie das mal für sich.

KLIENT: Ich bin nicht so ein Typ, der einfach so rumsitzen kann, das habe ich ja die ganzen Jahre nicht gemacht. Ich habe ja auch damals schon in der Pflege gearbeitet. Das war weit unter dem Stand, wo ich jetzt bin, aber es hat schöne Momente gegeben. Es hat auch Spaß gemacht.

THERAPEUT: Ah ja. Noch mal auf das zurückzugreifen, was der Pro-Anwalt gesagt hat, der sagt ja im Prinzip: »Es könnte sein, dass Sie was kriegen, was erst mal unter Ihrem Standard ist. Aber das könnte ja ein Sprungbrett sein, um weiterzumachen«, und Sie sagen jetzt noch darüber hinaus, dass, wenn Sie auch unter Ihrem Niveau blieben, das doch gar nicht so eine Katastrophe wäre. Also gibt es zwei Argumente: Es ist vielleicht gar nicht schlimm und es könnte ein Sprungbrett sein. Ist das so? Würden Sie sagen, das stimmt?

KLIENT: Ja, das ist so. Ich fühle zwar immer noch ein kleines Aber, was die Sicherheit schätzt, die ich im Moment habe, aber irgendwie merke ich, das ist zu teuer erkauft. Diese Sicherheit, die ich jetzt habe, ist es mir eigentlich doch nicht wert.

Im Grunde steht der Klient kurz vor einer Entscheidung. Nun macht der Therapeut aber noch einen Durchgang, um dem Klienten noch mal einen »Drive« zu geben. →

THERAPEUT: Okay. Dann machen wir noch einen Durchgang. Gehen Sie noch mal in die Kontra-Position.

(Klient wechselt in die Kontra-Position.)

THERAPEUT: Ich würde einfach gerne noch mal testen, ob das schon entscheidungsreif wäre, und deswegen möchte ich Sie in der Kontra-Position noch mal aufhetzen, noch mal zuzulegen und Ihren Pro-Anwalt unter Feuer zu setzen und noch mal dagegenzuschießen. Und noch mal zu sagen: »Okay, das akzeptiere ich auch nicht.«

Es wird deutlich, dass der Klient nun deutlich stärker emotionalisiert wird und dass die Alternativen sich zuspitzen. Und genau das ist auch intendiert. →

KLIENT IN DER KONTRA-POSITION: Da würde ich sagen: »Sei doch nicht völlig bescheuert, du hast jetzt einen gut bezahlten Job, einen sicheren Job, den du nie verlieren wirst. Du kannst super davon leben und dir deine Wohnung leisten und dein Auto. Wer weiß denn, wann das überhaupt noch mal möglich sein wird. Das Risiko besteht, du hast jetzt noch gar nichts. Du würdest mit absolut leeren Händen dastehen. Es wäre verrückt, wenn du das jetzt machen würdest.«

THERAPEUT: Okay. Ja, gehen Sie noch mal in die Pro-Position.

(Klient wechselt in die Pro-Position.)

THERAPEUT: Es ist wichtig, das nicht zu ignorieren. Und denken Sie immer daran, wenn wir eine fundierte Entscheidung treffen wollen, müssen wir uns mit solchen Argumenten auseinandersetzen. Das heißt, wir müssen die irgendwie parieren oder irgendwie sagen: Wir können damit leben. Also schauen Sie mal. Der sagt: »Du bist eigentlich total bescheuert, du hast einen sicheren Job. Du weißt überhaupt nicht, ob das weiterhin so sein wird.

Du gibst die völlige Sicherheit auf und eigentlich liegt dir ja auch was an dieser Sicherheit.«

KLIENT IN DER PRO-POSITION: Er hat recht, was die Sicherheit angeht, da liegt mir was dran, aber es liegt mir nichts an der Arbeit, die ich momentan mache, die macht mich krank, und eine schlechtere Arbeit wäre besser als die, die ich im Moment mache. Damit würde ich mich insgesamt viel wohler fühlen. Und der Gehaltsunterschied fällt dabei gar nicht so groß ins Gewicht, würde ich sagen.

THERAPEUT: Das heißt, wenn Sie alle Komponenten sehen, die zur Zufriedenheit beitragen, dann würden Sie sagen: Sicherheit trägt sicher dazu bei, es gibt aber auch sehr viele negative Komponenten.

KLIENT IN DER PRO-POSITION: Die gibt es auf jeden Fall. Und die übersieht er sehr gerne.

THERAPEUT: Und Sie würden jetzt sagen: Wenn ich einen Strich drunter mache, kommen immer noch mehr positive Komponenten und positive Gewinne dabei raus, wenn ich den Arbeitsplatz wechsle.

KLIENT IN DER PRO-POSITION: Ganz sicher. Absolut.

THERAPEUT: Dann bitte noch mal in die Klientenposition. *(Klient wechselt in die Klientenposition.)*

THERAPEUT: Was würden Sie sagen? Wem neigen Sie zu? Was würden Sie sagen zu dem Kontra-Anwalt? Sie müssen ja irgendwann auch mal bedenken, wenn Sie sich entscheiden zu kündigen, dann kann es sein, dass die Stimme immer mal wieder hochkommt und sagt: »Du hast Scheiße gebaut, du hast dich falsch entschieden.« Und tragfähig ist die Entscheidung nur, wenn Sie auch ziemlich sicher sind, dass Sie dagegen sagen können: »Das ist Quatsch, das akzeptiere ich nicht.« Also, wie geht es Ihnen damit?

← Es ist wesentlich, dem Klienten immer wieder deutlich zu machen, dass es hier um die Entwicklung einer tragfähigen Entscheidung geht. Dies ist auch wichtig, weil Klienten oft von dem Konflikt »die Nase voll haben« und deshalb eine schnelle Entscheidung wollen, einfach um dem Konflikt zu entgehen. Es muss aber dem Therapeuten klar sein (und dem Klienten klar werden), dass man relativ lange genau im Konflikt bleiben muss, um eine sichere Entscheidung treffen zu können. Und deshalb müssen Therapeuten den Klienten »im Konflikt halten« bzw. ihn immer wieder in den Konflikt zurückbringen, bis er eine wirkliche Entscheidung fällen kann.

KLIENT: Er hat ja irgendwie nur ein Argument. Und das wiederholt er ja verzweifelt ohne Ende. Und ich muss mich hier wirklich fragen, was ist mir wichtiger? Das Geld, die absolute Sicherheit, oder mein Wohlbefinden, meine Interessen und das, was ich noch mit meinem Leben machen will. Und ich will nicht mein ganzes Leben auf diesem Arbeitsplatz verbringen. Da ist mir die Zeit auch zu schade für. Ich würde dann das Risiko eingehen und mal andere Dinge probieren.

THERAPEUT: Also, das würde ich gerne noch mal aufgreifen und sagen, was Ihnen klar ist an dieser Position. Sie haben nicht die Wahl zwischen zwei idealen Entscheidungen, sondern Sie müssen immer eine Entscheidung gegen die andere abwägen. Und in der Tat haben Sie das sehr treffend formuliert: »Ich muss mich entscheiden, was mir insgesamt lieber ist.« Insgesamt lieber. Und da sagen Sie eigentlich: »Wenn ich gucke, ist mir im Augenblick deutlich die Entscheidung lieber, rauszugehen, und ich habe deutlich den Eindruck, dass das über alle Komponenten gerechnet mir viel mehr Lebensqualität schafft, als da zu bleiben, wo ich im Grunde nur eine Komponente habe, nämlich Sicherheit. Dafür aber eine ganze Menge negativer Dinge in Kauf nehmen müsste, die ich eigentlich nicht mehr will.«
KLIENT: Eine zu teuer erkaufte Sicherheit.
THERAPEUT: Ja. Wie ist denn das im Augenblick für Sie?
KLIENT: Es ist viel klarer als vorher. Irgendwie fühle ich mich jetzt ermutigt, diesen Weg zu gehen. Irgendwie war der ja schon die ganze Zeit präsent, aber ich habe mich nicht getraut. Jetzt fühle ich mich so, als könnte ich das machen, ohne verzweifelt zu sein oder zögerlich.
THERAPEUT: Ich würde sie gerne noch mal – einfach, um auf der sicheren Seite zu sein, – bitten zu gucken, ob Sie irgendwie noch ein Aber spüren. Ob es irgendwas gibt, wo so ein nagender Zweifel im Hintergrund ist.
KLIENT: Jetzt im Moment fühle ich mich tatsächlich so, als könnte ich sagen: »Ich zieh das jetzt durch, kündige da und suche mir einen neuen Weg.« Das Aber sagt: »Vielleicht kommt in der Zukunft so was«, so eine hämische Stimme, die sagt: »Hättest du doch damals nicht gekündigt.«
THERAPEUT: Was könnte die Stimme sagen?
KLIENT: So was Ähnliches wie der Kontra-Anwalt. Nämlich, dass das eine völlige Schnapsidee war und dass du das im Grunde vorher gewusst hast, dass das schiefgeht.

Um ganz sicher zu sein, → holt sich der Therapeut noch mal Unterstützung vom Pro-Anwalt, bis sich die Entscheidung für den Klienten stimmig anfühlt.

THERAPEUT: Okay. Dann gehen Sie doch noch mal in die Pro-Position.
(Klient wechselt in die Pro-Position.)

THERAPEUT: Könnten wir dem Pro-Anwalt irgendwas entlocken, was unseren Klienten beruhigen könnte?

KLIENT IN DER PRO-POSITION: Es bleibt die richtige Entscheidung, egal, wie man es wendet. Im Grunde spielt er ja wieder auf eine Katastrophenfantasie an, wo sich alles schlechter entwickeln wird. Und da haben wir ja schon drüber gesprochen, das Risiko besteht, aber auf der anderen Seite würde er krank werden oder bleiben, wenn er den Arbeitsplatz behält. Also insofern verstehe ich das Argument gar nicht.

THERAPEUT: Das heißt, letzten Endes könnten Sie ihm aber auch sagen, selbst wenn ein solcher hämischer Gedanke auftauchen sollte, könnte man eigentlich genau auch das dagegensetzen: »Ja, ja. Alles schön und gut, wärst du aber bei dem Arbeitsplatz geblieben, wäre es noch schlimmer geworden.«

KLIENT IN DER PRO-POSITION: Ganz sicher.

THERAPEUT: Also im Grunde würde so ein hämischer Gedanke nichts beweisen. Der würde nur beweisen, dass ein Risiko eingetreten ist. Aber letzten Endes würde der gar nicht beweisen, dass die Entscheidung falsch war. Wenn ich das jetzt richtig verstehe.

KLIENT IN DER PRO-POSITION: Das würde er nicht. Denn dass da ein Risiko besteht, das weiß er jetzt auch schon. Das lässt sich nicht wegdiskutieren. Leider. Aber so ist es ja.

THERAPEUT: Ja, ja. Wenn es eine einfache Entscheidung wäre, hätte er ja keine Probleme gehabt und sich längst entschieden. Ich glaube, es ist noch mal wichtig, ihm zu sagen, das Risiko gibt es. Das wird nicht null sein. Aber er muss irgendwie konstruktiv damit umgehen, sonst kommt er nicht weiter. Bitte noch mal in die Klientenposition.

(Klient wechselt in die Klientenposition.)

THERAPEUT: Was würden Sie sagen? Der Pro-Anwalt sagt: »Selbst wenn es diese Stimme geben sollte, würde die immer noch nicht beweisen, dass die Entscheidung falsch war.«

KLIENT: Ja. Damit hat er recht. Die Entscheidung bleibt ja richtig, auch wenn das Restrisiko eintreten sollte. Aber ich würde mich ja auch bewusst dafür entscheiden, dieses

Restrisiko einzugehen. Weil so, wie es läuft, ich ja nicht mehr möchte. Und das muss ich dann eben in Kauf nehmen. Es ist immer noch besser, als die Augen zu verschließen und blind weiterzumachen. So, wie ich es bisher immer gemacht habe.

THERAPEUT: Wie ist das für Sie, so was zu sagen?

KLIENT: Dieser Gedanke fühlt sich sehr befreiend an.

THERAPEUT: Und das fühlt sich auch vom Gefühl stimmig an?

KLIENT: Ja. Das fühlt sich stimmig und gut an.

THERAPEUT: Heißt das, Sie würden sagen: »Ich entscheide mich dafür, rauszugehen«?

KLIENT: Ja. Ich habe es ja immer hinausgeschoben, aber ich entscheide mich dafür, die Stelle zu kündigen und mir was Neues zu suchen.

THERAPEUT: Gut. Dann würde ich sagen, tun Sie das. Wir werden da noch eine Zeit lang weiterarbeiten. Und wenn Sie merken, dass wieder was kommt, was Zweifel wieder hochspült, dann sollten wir noch einmal darüber reden, aber ich finde es erst mal wichtig, dass Sie sagen: »Okay, ich bin so weit, ich entscheide mich, ich will das jetzt durchziehen und ich mach das jetzt.« Weil das eigentlich nach allem, was Sie jetzt sehen und berücksichtigen können, die schlaueste Lösung ist.

KLIENT: Ja.

Grenzen der Motivierung

Ein wesentlicher Faktor, der Therapeuten und Beraterinnen an die Grenzen der Motivierbarkeit von Klienten führt, ist der Faktor »Gewinne durch das dysfunktionale System«.
In manchen Fällen haben Klientinnen und Klienten direkt etwas durch ihre Symptome oder Probleme (also sozusagen einen »primären Krankheitsgewinn«). Diese führen z. B. dazu, dass man geschont wird, dass man von Pflichten entbunden wird, dass man Aufmerksamkeit erhält, dass sich andere kümmern, dass man sich selbst nicht anstrengen muss, dass man keine Risiken eingehen muss, dass man Konflikten aus dem Weg gehen kann usw.
Therapeutisch gesehen handelt es sich bei diesen »Gewinnen« so gut wie immer um Gewinne, die aus »manipulativen Spielstrukturen« resultieren (vgl. Sachse 2001a, 2001b), also um Konsequenzen von manipulativem, intransparentem Interaktionsverhalten (und daher kommen diese Probleme auch überwiegend bei Klienten vor, die Persönlichkeitsstörungen aufweisen; vgl. Sachse 2001b, 2002, 2004a, 2004b, 2005). Therapeutisch resultiert daraus, dass man die Klienten mit ihrem manipulativen Handeln, den Gründen dafür, den Kosten dadurch usw. konfrontieren muss, um ihnen deutlich zu machen, was sie eigentlich tun und welche interaktionellen Konsequenzen dies hat. In vielen Fällen funktioniert das auch: Die Klientinnen und Klienten erkennen, dass sie sich manipulativ verhalten, was sie nicht gut finden, und sie erkennen, dass sich daraus viele Interaktionskosten ableiten, die sie nicht wollen. Dadurch entsteht im Therapieprozess oft langsam eine Änderungsmotivation.
Manchmal ist das aber auch nicht so, und zwar, wenn alle Gewinne aus dem dysfunktionalen Verhalten (GdV) + alle Kosten einer Veränderung (KV) größer sind als alle Gewinne aus der Veränderung (GV) + der Kosten des gegenwärtigen Zustands (KGZ), also:

$$(GdV + KV) > (GV + KGV)$$

ABBILDUNG 11

Dies ist der Fall, wenn

- Klienten viele Gewinne durch ihr Problem haben: Sie sind von Arbeit befreit, haben Leute, die sich kümmern (»Ko-Persönlichkeitsgestörte«), bekommen Aufmerksamkeit;

- eine Veränderung sehr anstrengend wäre, mit vielen Risiken und Frustrationen verbunden ist, sehr lange dauert und keineswegs sicher ist;
- die Gewinne der Veränderung in weiter Ferne liegen, nicht sehr groß und damit nicht sehr verlockend sind;
- die Kosten des problematischen Zustands sich aushalten lassen, die Klienten und Klientinnen sich daran gewöhnen können oder wenn sie es schaffen, sich die Kosten »schönzureden«.

In solchen Fällen ist es oft nicht möglich, Klientinnen und Klienten zu einer Veränderung zu motivieren: Das, was Therapeuten und Beraterinnen letztlich anzubieten haben, ist nicht attraktiv genug, um den Klienten zu veranlassen, »sich in Bewegung zu setzen«. Und dann machen wir die therapeutisch schmerzvolle Erfahrung: Was wir auch versuchen, es funktioniert nicht.

Eine Gruppe von Klienten, für die dies unserer Erfahrung nach gilt (vgl. Sachse u.a. 2011b), sind sogenannte erfolglose Narzissten (vgl. Sachse 2006a). Typische erfolglose Narzissten (ELNAR) sind Klienten, die mit dreißig bis vierzig Jahren keine Lehre abgeschlossen haben, nichts erreicht haben, von Hartz IV leben, bei ihren Eltern wohnen, keine Initiative mehr ergreifen, den Tag mit Computerspielen verbringen, keinen Partner haben, kaum soziale Kontakte pflegen, keinerlei Perspektiven haben usw. Der Zustand ist eigentlich verheerend und die Klienten stehen massiv in Gefahr, depressiv oder zu Alkoholikern zu werden. Dennoch: Wenn sie in Therapie kommen, lassen sich so gut wie nie nennenswerte therapeutische Fortschritte erzielen, egal, was die Therapeuten oder Beraterinnen auch tun. Die Klienten gehen kaum eine therapeutische Beziehung ein, arbeiten nicht an dysfunktionalen Schemata, machen keine Trainings mit, lernen kein angemessenes Sozialverhalten, bauen keine angemessenen realistischen Ziele auf, reduzieren ihr Regel-Setzer-Verhalten nicht usw. Betrachtet man die Situation der Klienten genauer, dann haben sie durchaus hohe Gewinne aus ihrem Verhalten: Sie müssen nichts tun, sich nicht anstrengen, sich nicht beweisen, keine Prüfungen machen, kriegen alles abgenommen – die Gewinne aus dem dysfunktionalen Verhalten sind hoch.

Die Kosten der Veränderung sind ebenfalls sehr hoch: Die Klienten müssten klein anfangen, viele Frustrationen erdulden, Risiken eingehen, sich massiv anstrengen usw. Die Gewinne der Veränderung sind nur schwer konkret vorstellbar, in weiter Ferne, unrealistisch und damit relativ gering; die Gewinne einer Veränderung erscheinen niedrig.

Die Kosten des augenblicklichen Zustands sind subjektiv aber auch nicht hoch: Die Klienten haben sich in ihrem Zustand »eingerichtet«, reden sich den Zustand schön, finden ihn also keineswegs unerträglich. Damit ist aber die Bereitschaft, den gegenwärtigen Zustand zu verändern, ebenfalls niedrig.

Somit hat man aber nur eine minimale bis gar keine Änderungsmotivation und in der Regel gelingt es Therapeutinnen oder Beratern meiner Erfahrung nach auch nicht, dies zu verändern. Die Klienten haben sich, wie gesagt, in ihrem Problem eingerichtet. Man könnte sagen: Sie sitzen zwar in der Scheiße und es riecht auch streng, aber im Grunde ist es ja warm und sicher und es wäre enorm anstrengend und riskant, etwas zu ändern, also bleibt man sitzen.

Auch Therapeuten und Beraterinnen sollten über ausreichend Motivation verfügen, um mit Klienten zu arbeiten, insbesondere um

- Phasen durchzustehen, in denen Klienten sich nicht bewegen und die Prozesse stagnieren;
- »dranzubleiben«, wenn Klienten sich verweigern, nicht mitarbeiten, »renitent« sind;
- zugewandt zu bleiben, wenn Klientinnen und Klienten Interaktionsschwierigkeiten realisieren, »Tests« durchführen usw.

Was kann ein Therapeut tun, um seine eigene Motivation zu steigern? Er kann sich klarmachen, dass

- auch die »Widerstände« des Klienten, die Ambivalenzen und Ver-meidungen »ein Teil des Klienten-Problems« sind: dass sie als ein Problem des Klienten betrachtet, analysiert und bearbeitet werden sollten. Und der Therapeut sollte sich klarmachen, dass der Klient all das ja nicht macht, um ihn zu ärgern oder zu frustrieren, sondern dass der Klient aufgrund seines Problems nicht anders handeln kann;
- er den Klienten nicht »retten« oder »erlösen« muss: Der Therapeut macht dem Klienten das beste therapeutische Angebot, das er machen kann, und wenn dieser es nicht umsetzt, dann sollte der Therapeut das irgendwann akzeptieren. Ein Therapeut muss sich aber nicht unter Druck setzen und nicht unter Druck setzen lassen. Und damit muss es ihn auch nicht persönlich frustrieren oder demotivieren, wenn eine Therapie stagniert. Ein Therapeut, dem dies klar ist, kann trotzdem weiter entspannt in die Stunde gehen mit der Devise: »I do my very best«.

Therapeutinnen und Therapeuten sollten die Motivationsprobleme des Klienten als Herausforderung und nicht als Blockade, Behinderung oder als Scheitern betrachten: als ein psychologisches Problem, das man psychologisch betrachten und angehen kann und das, wie andere Probleme auch, gelegentlich unlösbar ist. Trotzdem können wir aus jeder Problemanalyse etwas lernen und unsere Kompetenz auch dadurch erweitern, dass wir verstehen, warum das Problem nicht lösbar ist.

Aus unserer Sicht ist es im Therapieprozess sehr wichtig, dass Therapeuten therapeutische Schwierigkeiten nicht als persönliche, sondern als sachliche Probleme auffassen können, die man mithilfe von Supervisoren angehen kann. Und wenn es Kompetenzprobleme sind, dann kann man sie durch Trainings und Fortbildungen beheben.

Wichtig ist es aber auch, sich von einem Fall lösen zu können: Wenn ein Klient nicht motivierbar ist, dann macht Therapie keinen Sinn mehr und dann sollte ein Therapeut oder eine Beraterin auch in der Lage sein, »es sein zu lassen« und es nicht endlos weiter zu probieren.

Literatur

ACH, N. (1935): Analyse des Willens. In: E. ABDERHALDEN (Hg.): Handbuch der biologischen Arbeitsmethoden (Bd. 6). Berlin: Urban & Schwarzenberg.

ACHTZIGER, A. & GOLLWITZER, P.M. (2018): Motivation und Volition im Handlungsverlauf. In: J. HECKHAUSEN & H. HECKHAUSEN (Hg.): Motivation und Handeln. Heidelberg: Springer, 355 – 388.

ACHTZIGER, A. & GOLLWITZER, P.M. (2009): Rubikonmodell der Handlungsphasen. In: V. BRANDSTÄTTER & J.H. OTTO (Hg.): Handbuch der Allgemeinen Psychologie: Motivation und Emotion. Göttingen: Hogrefe, 150 – 156.

ACHTZIGER, A.; GOLLWITZER, P.M. & SHEERAN, P. (2008): Implementation intentions and shielding goal striving from unwanted thoughts and feelings. Personality and Social Psychology Bulletin, 34 (3), 381 – 393.

ANDERSSEN-REUSTER, U. (2011): Achtsamkeit in Psychotherapie und Psychosomatik. Haltung und Methode. 2. Aufl. Stuttgart: Schattauer.

ARKOWITZ, H.; WESTRA, H.A.; MILLER, W.R. & ROLLNICK, S. (2008): Motivational Interviewing in the Treatment of Psychological Problems. 2. Aufl. New York: Guilford Press.

ATKINSON, J.W. (1964): An introduction to motivation. Princeton, N.J.: van Nostrand.

ATKINSON, J.W. & BIRCH, D. (1970): The dynamics of action. New York: Wiley.

ATKINSON, J.W. & FEATHER, N.T. (1966): A theory of achievement motivation. New York: Wiley.

ATKINSON, J.W.; HEYNES, R.W & VEROFF, J. (1954): The effect of experimental arousal of the affiliation motive on thematic apperception. Journal of Abnormal and Social Psychology, 49, 405 – 410.

BANDURA, A. (1977): Self-efficacy: Toward a unifying theory of behavioral change. Psychological Review, 84, 191 – 215.

BANDURA, A. (1998): Self-efficacy. 2. Aufl. New York: Guilford Press.

BAUMANN, N. & KUHL, J. (2003): Self-infiltration: Confusing assigned tasks as self-selected in memory. Personality and Social Psychology Bulletin, 29, S. 487 – 497.

BAUMANN, N.; KASCHEL, R. & KUHL, J. (2005): Striving for unwanted goals: Stress-dependent discrepancies between explicit and implicit achievement motives reduce subjective well-being and increase psychosomatic symptoms. Journal of Personality and Social Psychology, 89, 781 – 799.

BECKER, K. & SACHSE, R. (1998): Therapeutisches Verstehen: Effektive Strategien der Informationsverarbeitung von Therapeuten. Göttingen: Hogrefe.

BECKMANN, J. (1997): Alienation and Conformity. Max-Planck-Institut für psychologische Forschung. München.

BECKMANN, J. (2006): Konsequenzen der Entfremdung vom Selbst. In: R. SACHSE & P. SCHLEBUSCH (Hg.): Perspektiven Klärungsorientierter Psychotherapie, 46 – 59. Lengerich: Pabst.

BECKMANN, J. & HECKHAUSEN, H. (2018): Motivation durch Erwartung und Anreiz. In: J. HECKHAUSEN & H. HECKHAUSEN (Hg.): Motivation und Handeln 5. überarbeitete und erweiterte Aufl., 119 – 162. Berlin: Springer.

BEIN, T., MILLER, W., & BOROUGHS, J. (1993): Motivational Interviewing with Alcohol Outpatients. Behavioural and Cognitive Psychotherapy, 21 (4), 347 – 356.

BISCHOF, G., BISCHOF, A. & RUMPF, H.-J. (2014): Was ist Motivational Interviewing? In: Arbeitskreis Klinische Psychologie in der Rehabilitation im Berufsverband Deutscher Psychologinnen und Psychologen (BDP) e.V. (Hg.); Optimierung der Rehabilitation. Beiträge der Psychologie 2014, 123 – 132. Bonn: Deutscher Psychologen Verlag.

BREHM, J.W. (1966): Theory of psychological reactance. New York: Academic Press.

BREIL, J. & SACHSE, R. (2009): Ein-Personen-Rollenspiel (EPR). In: S. FLIEGEL & A. KÄMMERER (Hg.): Psychotherapeutische Schätze II, 49 – 53. Tübingen: dgvt-Verlag.

BRUNSTEIN, J.C. (1993): Personal goals and subjective well-being: A longitudinal study. Journal of Personality and Social Psychology, 65, 1061 – 1070.

BRUNSTEIN, J.C. (1995): Motivation nach Misserfolg. Die Bedeutung von Commitment und Substitution. Göttingen: Hogrefe.

BRUNSTEIN, J.C. (2001): Persönliche Ziele und Handlungs- versus Lageorientierung. Wer bindet sich an realistische und bedürfniskongruente Ziele? Zeitschrift für Differentielle und Diagnostische Psychologie, 22, 1 – 12.

BRUNSTEIN, J.C. (2010): Implicit motives and explicit goals: The role of motivational congruence in emotional well-being. In: O.C. SCHULTHEISS & J.C. BRUNSTEIN (Hg.): Implicit motives (347–374). New York: Oxford University Press.

BRUNSTEIN, J.C. & MAIER, G.W. (1996): Persönliche Ziele: Ein Überblick zum Stand der Forschung. Psychologische Rundschau, 47, 146–160.

BRUNSTEIN, J.C.; SCHULTHEISS, O.C. & GRÄSSMANN, R. (1998): Personal goals and emotional well-being: The moderating role of motive dispositions. Journal of Personality and Social Psychology, 75, 494–508.

BRUNSTEIN, J.C.; LAUTENSCHLAGER, U.; NAWROTH, B.; PÖHLMANN, K. & SCHULTHEISS, O. (1995): Persönliche Anliegen, soziale Motive und emotionales Wohlbefinden. Zeitschrift für Differentielle und Diagnostische Psychologie, 16, 1–10.

CARVER, C.S. & SCHEIER, M.F. (1998): On the self-regulation of behavior. Cambridge: Cambridge University Press.

DECI, E.L. & RYAN, R.M. (1991): A motivational approach to self: Integration in Personality. In: R. DIENSTBIER (Hg.): Nebraska Symposium on Motivation, 1990 (Bd. 38, pp. 237–288). Lincoln, NE: University of Nebraska Press.

DOLLARD, J. & MILLER, N.E. (1950): Personality and psychotherapy: An analysis in terms of learning, thinking, and culture. New York: McGraw-Hill.

EMMONS, R.A. & KING, L.A. (1989): Conflict among personal strivings: Immediate and long-term implications for psychological and physical well-being. Journal of Personality and Social Psychology, 54, 1040–1048.

EMMONS, R.A.; KING, L.A. & SHELDON, K. (1993): Goal conflict and the self-regulation of action. In: D.M. WEGNER & J.W. PENNEBAKER (Hg.): Handbook of mental control, 528–551. Englewood Cliffs, NJ: Prentice-Hall.

FASBENDER, J. (2009): Achtsamkeit in der Klärungsorientierten Psychotherapie. In: R. SACHSE; J. FASBENDER; J. BREIL & O. PÜSCHEL (Hg.): Grundlagen und Konzepte Klärungsorientierter Psychotherapie, 202–231. Göttingen: Hogrefe.

FEATHER, N.T. (1982): Expectations and actions: Expectancy value models in psychology. Hillsdale, N.J.: Erlbaum.

FIEDLER, P. (1980): Wider die Methodenintegration. In: W. SCHULZ & M. HAUTZINGER (Hg.): Klinische Psychologie und Psychotherapie, 43–50. München: Steinbauer und Rau.

Fuller, C. & Taylor, P. (2012): Therapie-Tool Motivierende Gesprächsführung. Weinheim: Beltz.

Gollwitzer, P.M. (1993): Abwägen und Planen. Göttingen: Hogrefe.

Gollwitzer, P.M. (1999): Implementation intentions: Strong effects of simple plans. American Psychologist, 54, 493–503.

Gollwitzer, P.M.; Fujita, K. & Oettingen, G. (2004): Planning and the implementation of goals. In: R.F. Baumeister & K.D. Vohs (Hg.): Handbook of self-regulation: Research, theory, and applications, 211–228. New York: Guilford Press.

Goschke, T. (2002): Volition und kognitive Kontrolle. In: J. Müsseler & W. Prinz (Hg.): Allgemeine Psychologie, 271–336. Heidelberg: Spektrum.

Grawe, K. (1998): Psychologische Therapie. Göttingen: Hogrefe.

Gross, J.J. (1999): Emotion regulation: Past, present, and future. Cognition and Emotion, 13, 551–573.

Grossmann, P.; Niemann, L.; Schmidt, S. & Walach, H. (2009): Ergebnisse einer Metaanalyse zur Achtsamkeit als klinischer Intervention. In: T. Heidenreich & J. Michalak (Hg.): Achtsamkeit und Akzeptanz in der Psychotherapie. Ein Handbuch, 729–754. Tübingen: dgvt-Verlag.

Hayes, S.C.; Strohsal, K.D. & Wilson, K.G. (2007): Akzeptanz und Commitment Therapie. Ein erlebnisorientierter Ansatz zur Verhaltensänderung. 2. Aufl. München: CIP-Medien.

Hayes, S.C.; Wilson, K.G.; Gifford, E.; Bissett, R.; Batten, S.; Piasecki, M.; Byrd, M. & Gregg, J. (2002): The use of acceptance and commitment therapy and 12-step facilitation in the treatment of polysubstance abusing heroin addicts on methadone maintenance: a randomized controlled trial. Paper presented at the meeting of the Association for behavior Analysis. Toronto.

Heckhausen, H. (1963): Hoffnung und Furcht in der Leistungsmotivation. Meisenheim: Hain.

Heckhausen, H. (1989): Motivation und Handeln. 2. Aufl. Berlin: Springer.

Heckhausen, H.; Gollwitzer, P.M. & Weinert, F.E. (1987): Jenseits des Rubikon: Der Wille in den Humanwissenschaften. Berlin: Springer.

Heckhausen, J. & Heckhausen, H. (2018): Motivation und Handeln. 5. Überarbeitete und erweiterte Aufl. Heidelberg: Springer.

Heidenreich, T. & Michalak, J. (2009): Achtsamkeit und Akzeptanz in der Psychotherapie. Ein Handbuch. 2. überarbeitete und erweiterte Aufl. Tübingen: dgvt-Verlag.

Hofer, J. & Chasiotis, A. (2003): Congruence of life goals and implicit motives as predictors of life satisfaction: Cross-cultural implications of a study of Zambian male adolescents. Motivation and Emotion, 27, 251 – 272.

Hofer, J.; Chasiotis, A. & Campos, D. (2006): Congruence between social values and implicit motives: Effects on life satisfaction across three cultures. European Journal of Personality, 20, 305 – 324.

Kazén, M.; Baumann, N. & Kuhl, J. (2003): Self-infiltration vs. self-compatibility checking in dealing with unattractive tasks: The moderating influence of state vs. action orientation. Motivation and Emotion, 27, 157 – 197.

Kleinbeck, U. (2006): Handlungsziele. In: J. Heckhausen & H. Heckhausen (Hg.): Motivation und Handeln. 3. Aufl., 255 – 276. Berlin: Springer.

Klinger, E. (1977): Meaning and void. Inner experience and incentives in people's lives. Minnesota: University of Minnesota Press.

Klinger, E. (1996): Emotional influences on cognitive processing, with implications for theories of both. In: P.M. Gollwitzer & J.A. Bargh (Hg.): The psychology of action: Linking cognition and motivation to behavior, 168 – 189. New York: Guilford Press.

Kuhl, J. (1983): Motivation, Konflikt und Handlungskontrolle. Berlin: Springer.

Kuhl, J. (1994): A theory of action and state orientations. In: J. Kuhl & J. Beckmann (Hg.): Volition and personality. Action versus state orientation, 9 – 46. Göttingen: Hogrefe.

Kuhl, J. (1995): Introjektion, Alienation und Grübeln: Von rationalen Motivationsmodellen zu EEG-Korrelaten volitionaler Hemmung. Unveröffentlichtes Manuskript. Universität Osnabrück.

Kuhl, J. (1996): Wille und Freiheitserleben: Formen der Selbststeuerung. In: J. Kuhl & H. Heckhausen (Hg.): Enzyklopädie der Psychologie, Motivation und Emotion, Band 4: Motivation, Volition und Handlung, 665 – 765. Göttingen: Hogrefe.

Kuhl, J. (1998): Wille und Persönlichkeit: Funktionsanalyse der Selbststeuerung. Psychologische Rundschau, 49, 61 – 77.

Kuhl, J. (2001): Motivation und Persönlichkeit. Göttingen: Hogrefe.

KUHL, J. & BECKMANN, J. (1994): Alienation: Ignoring one's preferences. In: KUHL, J. & BECKMANN, J. (Hg.): Volition and Personality: Action versus state orientation, 375–390. Göttingen: Hogrefe.

KUHL, J. & BECKMANN, J. (1994): Volition and Personality: Action versus state orientation. Göttingen/Seattle: Hogrefe & Huber.

KUHL, J. & BLANKENSHIP, V. (1979): The dynamic theory of achievement motivation: from episodic to dynamic thinking. Psychological Review, 86, 141–151.

KUHL, J. & KASCHEL, R. (2004): Entfremdung als Krankheitsursache: Selbstregulation von Affekten und integrative Kompetenz. Psychologische Rundschau, 55 (2), 61–71.

KUHL, J. & KAZÉN, M. (1994): Self-discrimination and memory: State orientation and false self-ascription of assigned activities. Journal of Personality and Social Psychology, 66, 1103–1115.

LANGENS, T.A. (2007): Congruence between explicit and implicit motives and emotional well-being: The moderating role of activity inhibition. Motivation and Emotion, 31, 49–59.

LOCKE, E.A. & LATHAM, G.P. (1990): A theory of goal setting and task performance. Englewood Cliffs, NJ: Prentice Hall.

LURIA, A.R. (1961): The role of speech in the development of normal and abnormal behavior. New York: Liveright.

MCADAMS, D.P. (1992): The intimacy motive. In: C.P. SMITH (Hg.): Motivation and Personality: Handbook of thematic content analysis, 224–228. Cambridge: Cambridge University Press.

MCADAMS, D.P.; HEALY, S. & KRAUSE, S. (1984): Social motives and patterns of friendship. Journal of Personality and Social Psychology, 47, 828–838.

MCCLELLAND, D.C. (1975): Power: The inner experience. New York: Irvington.

MCCLELLAND, D.C. (1985): Human motivation. London: Scott, Foresman & Co.

MCCLELLAND, D.C.; KOESTNER, R. & WEINBERGER, J. (1989): How do self attributed and implicit motives differ? Psychological Review, 96, 690–702.

MCCLELLAND, D.C.; ATKINSON, J.W.; CLARK, R.A. & LOWELL, E.L. (1953): The achievement motive. New York: Appleton-Century-Crofts.

MEICHENBAUM, D. (1977): Cognitive behavioral modification: An integrative approach. New York: Plenum Press.

MICHALAK, J.; PÜSCHEL, O.; JOORMANN, J. & SCHULTE, D. (2006): Implicit motives and explicit goals: Distinctive modes of motivational functioning and their relations to psychopathology. Clinical Psychology and Psychotherapy, 13, 81 – 96.

MILLER, W. (1983): Motivational interviewing with problem drinkers. Behavioural Psychotherapy 11, 147 – 172.

MILLER, G.A., GALANTER, E. & PRIBRAM, K.H. (1960): Plans and the structure of behavior. New York: Holt, Rinehart & Winston.

MILLER, W.R. & ROLLNICK, S. (2002): Motivational interviewing: Preparing people for change. New York: Guilford Press.

MILLER, W. R. & ROLLNICK, S. (2015): Motivierende Gesprächsführung. 3. Aufl. Freiburg im Breisgau: Lambertus.

MÜHLIG, S. (2005): Therapiemotivation und Compliance. In: F. PETERMANN & H. REINECKER (Hg.): Handbuch der Klinischen Psychologie und Psychotherapie, 365 – 374. Göttingen: Hogrefe.

MUMMENDEY, H.D. (2000): Psychologie der Selbstschädigung. Göttingen: Hogrefe.

NOACK, R. & MROSE, J. (2017): Motivierende Gesprächsführung. In: E.-L. BRANKEMEIER & F. JACOBI (Hg.): Verhaltenstherapie in der Praxis, 66 – 75. Weinheim: Beltz.

PARKINSON, B.; TOTTERDELL, P.; BRINER, R.B. & REYNOLDS, S. (1996): Changing moods. The psychology of mood and mood regulation. London: Addison Wesley.

PUCA, R.M. & LANGENS, T.A. (2008): Motivation. In: J. MÜSSELER (Hg.): Lehrbuch der Allgemeinen Psychologie, 2. Aufl., 190 – 229. Heidelberg: Spektrum.

PÜSCHEL, O. (2006): Individuelle Therapiezieldefinition am Anfang einer Psychotherapie – Eine kritische Stellungnahme. In: R. SACHSE & P. SCHLEBUSCH (Hg.): Perspektiven Klärungsorientierter Psychotherapie, 119 – 146. Lengerich: Pabst.

PÜSCHEL, O. & SACHSE, R. (2009): Eine motivationstheoretische Fundierung Klärungsorientierter Psychotherapie. In: R. SACHSE; J. FASBENDER; J. BREIL & O. PÜSCHEL (Hg.): Grundlagen und Konzepte Klärungsorientierter Psychotherapie, 89 – 110. Göttingen: Hogrefe.

RHEINBERG, F. & ENGESER, S. (2010): Motive training and motivational competence. In: O.C. SCHULTHEISS & J.C. BRUNSTEIN (Hg.): Implicit motives, 510 – 548. New York: Oxford University Press.

SACHSE, R. (1983): Das Ein-Personen-Rollenspiel: Ein integratives Therapieverfahren. Partnerberatung, 4, 187 – 200.

SACHSE, R. (1988): Steuerung des Explizierungsprozesses von Klienten durch zentrale Bearbeitungsangebote des Therapeuten. In: W. SCHÖNPFLUG (Hg.): Bericht über den 36. Kongress der Deutschen Gesellschaft für Psychologie in Berlin, Bd. 1. Göttingen: Hogrefe.

SACHSE, R. (1990a): Acting purposefully in client-centered therapy. In: P.J.D. DRENTH; J.A. SERGEANT & R.-J. TAKENS (Hg.): European perspectives in psychology, 1, 65 – 80. New York: Wiley.

SACHSE, R. (1990b): Schwierigkeiten im Explizierungsprozeß psychosomatischer Klienten: Zur Bedeutung von Verstehen und Prozeßdirektivität. Zeitschrift für Klinische Psychologie, Psychopathologie und Psychotherapie, 38, 191 – 205.

SACHSE, R. (1990c): The influence of therapists' processing proposals on the explication process of the client. Person-Centered Review, 5, 321–344.

SACHSE, R. (1992a): Zielorientierte Gesprächspsychotherapie. Eine grundlegende Neukonzeption. Göttingen: Hogrefe.

SACHSE, R. (1992b): Differential Effects of Processing Proposals and Content References on the Explication Process of Clients with Different Starting Conditions. Psychotherapy Research, 4, 235 – 251.

SACHSE, R. (1995): Psychosomatische Störungen als Beeinträchtigung der Selbstregulation. In: S. SCHMIDTCHEN; G.-W. SPEIERER & H. LINSTER (Hg.): Die Entwicklung der Person und ihre Störung, 2, 83 – 116. Köln: GwG.

SACHSE, R. (1997a): Clientgerichte Psychotherapie bij psychosomatische stoornissen. Tijdschrift voor Clientgerichte Psychotherapie, 35, 5 – 32.

SACHSE, R. (1997b): Zielorientierte Gesprächspsychotherapie bei Klienten mit psychosomatischen Störungen. Therapiekonzepte und Ergebnisse. Gesprächspsychotherapie und Personenzentrierte Beratung, 28, 90 – 107.

SACHSE, R. (2000a): Der Einfluss von Persönlichkeitsstörungen auf den Therapieprozess. In: PARFY, E.; RETHENBACHER, H.; SIGMUND, R.; SCHOBERGER, R. & BUTSCHEK, C. (Hg.): Bindung und Interaktion. Dimensionen der professionellen Beziehungsgestaltung, 85 – 111. Wien: Facultas.

SACHSE, R. (2000b): Perspektiven der therapeutischen Beziehungsgestaltung. In: M. HERMER (Hg.): Psychotherapeutische Perspektiven am Beginn des 21. Jahrhunderts, 157 – 176. Tübingen: dgvt-Verlag.

SACHSE, R. (2001a): Persönlichkeitsstörungen. Psychotherapie dysfunktionaler Interaktionsstile, 2. Aufl.: Göttingen: Hogrefe.

SACHSE, R. (2001b): Psychologische Psychotherapie der Persönlichkeitsstörungen. Göttingen: Hogrefe.

SACHSE, R. (2002): Histrionische und narzisstische Persönlichkeitsstörungen. Göttingen: Hogrefe.

SACHSE, R. (2004): Histrionische und narzisstische Persönlichkeitsstörungen. In: R. MEROD (Hg.): Behandlung von Persönlichkeitsstörungen, 357 – 404. Tübingen: dgvt-Verlag.

SACHSE, R. (2005): Motivklärung durch Klärungsorientierte Psychotherapie. In: J. KOSFELDER; J. MICHALAK; S. VOCKS & U. WILLUTZKI (Hg.): Fortschritte der Psychotherapieforschung, 217 – 231. Göttingen: Hogrefe.

SACHSE, R. (2006a): Narzisstische Persönlichkeitsstörungen. Psychotherapie, 11 (2), 241 – 246.

SACHSE, R. (2006b): Persönlichkeitsstörungen verstehen – zum Umgang mit schwierigen Klienten. Bonn: Psychiatrie Verlag.

SACHSE, R. (2006c): Die Bearbeitung dysfunktionaler Schemata im Ein-Personen-Rollenspiel. In: R. SACHSE & P. SCHLEBUSCH (Hg.): Perspektiven Klärungsorientierter Psychotherapie, 255–280. Lengerich: Pabst.

SACHSE, R. (2006d): Klärungsorientierte Psychotherapie. In: R. SACHSE & P. SCHLEBUSCH (Hg.): Perspektiven Klärungsorientierter Psychotherapie, 15 – 45. Lengerich: Pabst.

SACHSE, R. (2007a): Klärungsorientierte Psychotherapie. In: J. KRIZ & Th. SLUNECKO (Hg.): Gesprächspsychotherapie, 138 – 150.

SACHSE, R. (2007c): Therapie der narzisstischen und histrionischen Persönlichkeitsstörungen: Zwei Fallberichte. In: S. BARNOW (Hg.): Persönlichkeitsstörungen: Ursachen und Behandlungen, 404 – 410. Bern: Huber.

SACHSE, R. (2013): Persönlichkeitsstörungen. Leitfaden für eine Psychologische Psychotherapie. 2., überarbeitete und erweiterte Aufl. Göttingen: Hogrefe.

SACHSE, R. (2015): Therapeutische Beziehungsgestaltung. 2. akualisierte und ergänzte Aufl. Göttingen: Hogrefe.

SACHSE, R. (2016): Wie ruiniere ich mein Leben – und zwar systematisch. 5. Druckaufl. Stuttgart: Klett-Cotta.

SACHSE, R. & FASBENDER, J. (2010): Klärungsprozesse in der Psychotherapie. In: W. LUTZ (Hg.): Lehrbuch Psychotherapie, 377–392. Bern: Huber.

SACHSE, R. & FASBENDER, J. (2011): Focusing: Eine Therapietechnik zur Repräsentation affektiver Schemata. In: R. SACHSE; J. FASBENDER; J. BREIL & M. SACHSE (Hg.): Perspektiven Klärungsorientierter Psychotherapie, 131–155. Lengerich: Pabst.

SACHSE, R. & SACHSE, M. (2009): Klärungsorientierte Psychotherapie: Empirische Ergebnisse und Schlussfolgerungen für die Praxis. In: R. SACHSE; J. FASBENDER; J. BREIL & O. PÜSCHEL (Hg.): Grundlagen und Konzepte Klärungsorientierter Psychotherapie, 232–252. Göttingen: Hogrefe.

SACHSE, R.; SACHSE, M: (2016): Grundlagen Klärungsorientierte Psychotherapie. Göttingen: Hogrefe.

SACHSE, R.; FASBENDER, J. & BREIL, J. (2009): Klärungsprozesse: Was soll im Therapieprozess geklärt werden? In: R. SACHSE; J. FASBENDER; J. BREIL & O. PÜSCHEL (Hg.): Grundlagen und Konzepte Klärungsorientierter Psychotherapie, 36–64. Göttingen: Hogrefe.

SACHSE, R.; FASBENDER, J. & SACHSE, M. (2011a): Die Bearbeitung von Vermeidung in der Klärungsorientierten Psychotherapie. In: R. SACHSE; J. FASBENDER; J. BREIL & M. SACHSE (Hg.): Perspektiven Klärungsorientierter Psychotherapie II, 156–183. Lengerich: Pabst.

SACHSE, R.; SACHSE, M. & FASBENDER, J. (2010): Klärungsorientierte Psychotherapie bei Persönlichkeitsstörungen. Göttingen: Hogrefe.

SACHSE, R.; SACHSE, M. & FASBENDER, J. (2011b): Klärungsorientierte Psychotherapie der narzisstischen Persönlichkeitsstörung. Göttingen: Hogrefe.

SACHSE, R.; FASBENDER, J.; BREIL, J. & SACHSE, M. (2011c): Bearbeitung von Schemata im Ein-Personen-Rollenspiel. In: R. SACHSE; J. FASBENDER; J. BREIL & M. SACHSE (Hg.): Perspektiven Klärungsorientierter Psychotherapie II, 184–204. Lengerich: Pabst.

SACHSE, R.; PÜSCHEL, O.; FASBENDER, J. & BREIL, J. (2008): Klärungsorientierte Schema-Bearbeitung – Dysfunktionale Schemata effektiv verändern. Göttingen: Hogrefe.

SCHMALT, H.-D. & LANGENS, T.A. (2009): Motivation. Stuttgart: Kohlhammer.

SCHMID, O., MÜLLER, T. & FEHR, S. (2016): MI 3: Motivational Interviewing entwickelt sich weiter. Suchtmagazin 42 (6), 33–38.

SCHULTHEISS, O.C. (2001): An information processing account of implicit motive arousal. In: L.M. MAEHR & P. PINTRICH (Hg.): Advances in motivation and achievement, 12: Methodology in motivation research. Greenwich, CT: JAI Press.

SCHULTHEISS, O.C. (2007): A biobehavioral model of implicit power motivation arousal, reward and frustration. In: E. HARMON-JONES & P. WINKIELMAN (Hg.): Social neuroscience: Integrating biological and psychological explanations of social behavior, 176 – 196. New York: Guilford Press.

SCHULTHEISS, O.C. (2008): Implicit motives. In: O.P. JOHN; R.W. ROBINS & L.A. PERVIN (Hg.): Handbook of personality: Theory and research, 3. Aufl., 603 – 633). New York: Guilford Press.

SCHULTHEISS, O.C. & BRUNSTEIN, J.C. (1999): Goal imagery: Bridging the gap between implicit motives and explicit goals. Journal of Personality, 67, 1 – 38.

SCHULTHEISS, O.C. & BRUNSTEIN, J.C. (2002): Inhibited power motivation and persuasive communication: A lens model analysis. Journal of Personality, 70, 553 – 582.

SCHULTHEISS, O.C. & BRUNSTEIN, J.C. (2005): An implicit motive approach to competence. In: A.J. ELLIOT & C.S. DWECK (Hg.): Handbook of competence and motivation, 31 – 51. New York: Guilford Press.

SCHULTHEISS, O.C.; JONES, N.M.; DAVIS, A.Q. & KLEY, C. (2008): The role of implicit motivation in hot and cold goal pursuit: Effects on goal progress, goal rumination, and depressive symptoms. Journal of Research in Personality, 42, 971 – 987.

SCHULTHEISS, O.C.; YANKOVA, D.; DIRLIKOV, B. & SCHAD, D.J. (2009): Are implicit and explicit motive measures statistically independent? A fair and balanced test using the Picture Story Exercise and a cue- and response-matched questionnaire measure. Journal of Personality Assessment, 91, 72 – 81.

SEGAL, Z.V.; WILLIAMS, J.M.G. & TEASDALE, J.D. (2002): Mindfulness-based cognitive therapy for depression: a new approach to preventing relapse. New York: Guilford Press.

SHAPIRO, S.L.; SCHWARTZ, G.E. & BONNER, G. (1998): Effects of Mindfulness-Based Stress Reduction on Medical and Premedical Students. Journal of Behavioral Medicine, 21 (6), 581 – 599.

SHELDON, K.M. & ELLIOT, A.J. (1998): Not all personal goals are personal: Comparing autonomous and controlled reasons for goals as predictors of effort and attainment. Personality and Social Psychology Bulletin, 24 (5), 546–557.

SHELDON, K.M. & ELLIOT, A.J. (1999): Goal striving, need satisfaction, and longitudinal well-being: The self-concordance model. Journal of Personality and Social Psychology, 76, 482–497.

SOKOLOWSKI, K. (1993): Emotion und Volition. Göttingen: Hogrefe.

SPAETH, M., BLEICH, S. & HILLEMACHER, T. (2017): Motivierende Gesprächsführung bei Alkoholabhängigkeit. Fortschritte der Neurologie, Psychiatrie, 85 (9), 549–565.

SPANGLER, W.D. (1992): Validity of questionnaire and TAT measures of need for achievement: Two meta-analyses. Psychological Bulletin, 112, 140–154.

TAYLOR, S.E. & GOLLWITZER, P.M. (1995): Effect of mindset on positive illusions. Journal of Personality and Social Psychology, 69, 213–226.

WURLL, P. (2011): Achtsamkeit als therapeutische Grundhaltung. In: U. ANDERSSEN-REUSTER (Hg.): Achtsamkeit in Psychotherapie und Psychosomatik. Haltung und Methode, 2. Aufl., 110–121. Stuttgart: Schattauer.

ZIMMERMAN, B.J. (1998): Academic studying and the development of personal skill: A self-regulatory perspective. Educational Psychologist, 33, 73–86.

ZNOJ, H. (2008): Regulation emotionaler Prozesse in Psychotherapie und Verhaltensmedizin. Bern: Peter Lang.

Mehr von Rainer Sachse …

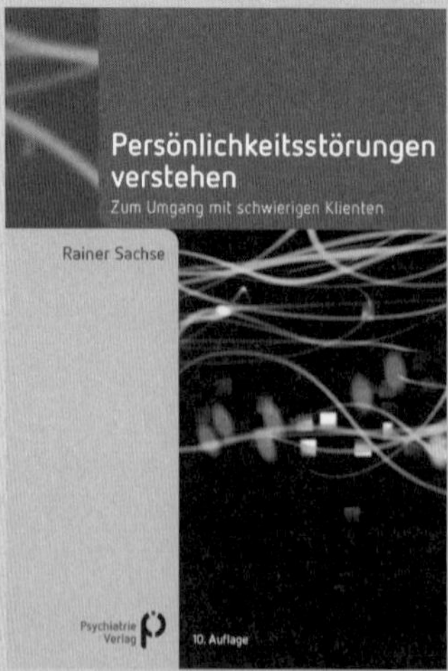

Rainer Sachse

Persönlichkeitsstörungen verstehen

Zum Umgang mit schwierigen Klienten

10. Auflage 2014, korrigierter Nachdruck 2018

ISBN-Print: 978-3-88414-508-1

ISBN-PDF: 978-3-88414-710-8

Patienten mit Persönlichkeitsstörungen gelten als schwierig und »nervig«. Sie stehen im Ruf, psychiatrische Teams aufzumischen und schwer behandelbar zu sein. Sachse zeigt, wie man Verständnis und Zugang zu diesen Menschen entwickeln kann. Für ihn stellen sich Persönlichkeitsstörungen im Kern als Beziehungsstörungen dar.
Anhand des von ihm entwickelten Modells der doppelten Handlungsregulation zeichnet er nach, wie diese ungünstigen Beziehungsmuster entstehen, in der Familie verstärkt werden, sich im späteren Verlauf der Biografie entwickeln und welche Probleme daraus für Klienten mit Persönlichkeitsstörungen und die Menschen, die mit ihnen umgehen, entstehen.
In je eigenen Kapiteln werden diese unterschiedlichen Persönlichkeitsstörungen und die ihnen spezifischen Ausprägungen beschrieben und erklärt, zahlreiche Beispiele illustrieren die Beziehungsfallen und Tests, mit denen Therapeuten und psychosoziale Profis häufig konfrontiert werden, und zeigen, wie man konstruktiv damit umgehen kann. Kapitel zu den speziellen Problemen bei der Team- und Angehörigenarbeit runden das Buch ab.

Persönlichkeitsstörungen sind nicht pathologisch

Bisher ging man davon aus, dass Persönlichkeitsstörungen hoch pathologisch sind. Man sprach von schweren, tief greifenden, früh entstandenen, kaum behandelbaren Störungen. Diese Annahme hält jedoch einer genaueren Prüfung nicht Stand.

Persönlichkeitsstörungen sind als normale psychische Prozesse aufzufassen, die aber leider zu kostenintensiven, dysfunktionalen Lösungen führen. Diese Lösungen führen oftmals tatsächlich zu hoch problematischem Interaktionsverhalten, das bisweilen absurd und bizarr wirken kann. Die Entstehung und Entwicklung ist aber in aller Regel gut nachvollziehbar und rekonstruierbar. Auch wenn das Verhalten, also die Lösung, problematisch ist, ist sie nicht unbedingt krankhaft. Wir sprechen also zunächst von einer Störung und nicht von einer Krankheit (vgl. Sachse & Sachse 2010).

Nehmen Sie als Beispiel die Entstehung einer histrionischen Persönlichkeitsstörung: Ein Kind hat ein natürliches Bedürfnis nach Wichtigkeit. Es möchte im Leben wichtiger Bezugspersonen eine Bedeutung haben und entsprechende Signale erhalten. Dazu gehört, dass seine Bezugspersonen vermitteln:

- »Wir sind gerne mit dir zusammen.«
- »Du bist eine Bereicherung für unser Leben.«
- »Mit dir macht das Leben Spaß.«
- »Wir verbringen gerne Zeit mit dir.«
- »Wir nehmen dich ernst, hören dir zu.«
- »Wir geben dir Aufmerksamkeit.«

Erhält das Kind solche Signale von den zentralen Bezugspersonen, dann wird es Überzeugungen, Schemata aufbauen wie:

- »Ich bin wichtig.«
- »Ich habe anderen etwas zu bieten.«
- »In Beziehungen wird man ernst genommen.«

Schemata sind Annahmen und Schlussfolgerungen, die in der Biografie durch Erfahrungen entstehen. Sind solche Schemata erst einmal gebildet, dann steuern sie die weitere Verarbeitung von Information. Das Kind, das diese Erfahrungen macht, kann sich authentisch verhalten, also so sein, wie es ist, und wird genau deshalb positive Rückmeldungen erhalten. Das authentische Verhalten wird durch die Reaktionen der Bezugspersonen verstärkt, und das Kind muss keine anderen Strategien entwickeln, um die Interaktionspartner zu veranlassen, es ernst zu nehmen oder ihm Aufmerksamkeit zu schenken. Es bekommt ja alles, was es braucht, allein dadurch, dass es so ist, wie es ist. Das Motiv nach Wichtigkeit wird so befriedigt und, motivationstheoretisch gesehen, im Laufe der Zeit als Motiv an Bedeutung verlieren. So können andere, neue Motive bedeutsamer werden, wenn das Kind sich entwickelt und neue Wege geht.

Stellen Sie sich nun aber vor, dass das Kind diese positiven Rückmeldungen nicht erhält: Die Eltern kümmern sich nicht um das Kind, das Kind erhält vor allem Botschaften wie:

- »Du störst uns.«
- »Du bist lästig.«
- »Was du tust und erzählst, interessiert uns nicht.«

Dann bilden sich beim Kind negative Überzeugungen (Schemata) wie:

- »Ich bin nicht wichtig.«
- »Ich habe anderen nichts zu bieten.« Oder sogar: »Ich störe andere.«
- »Ich bin toxisch.« (Also: »Ich habe eine negative Wichtigkeit.«)

Und es entwickelt Annahmen wie:

- »In Beziehungen wird man nicht ernst genommen.«
- »Niemand gibt einem Aufmerksamkeit und hört einem zu.«

Das Kind entwickelt also negative Annahmen über sich selbst (Selbstschemata) und negative Annahmen über Beziehungen (Beziehungsschemata). Beide Annahmen führen zu negativen Erwartungen im Hinblick auf Beziehungen: Die Person, die als Erwachsener diese Schemata ja immer noch hat, geht dann mit negativen Erwartungen in Beziehungen hinein und ist hoch sensibilisiert gegen alles, was als Signal von »Nicht-ernst-genommen-Werden« oder »Keine-Aufmerksamkeit-Bekommen« interpretiert werden kann. Und das bedeutet, dass diese Person auf alle diese Signale sofort anspringt, also schnell, oft sogar aggressiv, darauf reagiert. Diese Person reagiert schon auf Kleinigkeiten, weil diese aufgrund ihrer Interpretationen keine Kleinigkeiten sind. Schaut jemand im Gespräch mit dieser Person auf die Uhr, dann schaut er nicht einfach auf die Uhr, sondern ignoriert die Person in deren Interpretation. Kleine Signale führen so mitunter zu großen Reaktionen.

Mit der Bildung negativer Schemata ist die Entwicklung aber nicht abgeschlossen. Das Kind wird nun versuchen, in den Situationen, in denen von Bezugspersonen keine Signale für seine Wichtigkeit kommen, eine »Lösung« zu finden: Es wird versuchen, Strategien zu entwickeln. Die Interaktionspartner, die offenbar freiwillig nicht bereit sind, dem Kind die erwünschten Signale zu geben, werden veranlasst, notfalls sogar gezwungen, ihm solche Signale doch zu vermitteln.

Eine solche Strategie kann darin bestehen, Symptome zu produzieren: Ängste, Kopfschmerzen, Bauchschmerzen. Die Symptome sollen die Bezugspersonen dazu veranlassen, sich um das Kind zu kümmern. Also, ihm Aufmerksamkeit zu geben, bei ihm zu bleiben, es ernst zu nehmen und zu versorgen. Auf diese Weise hat das Kind mithilfe einer Strategie das hergestellt, was es durch authentisches Verhalten nicht herstellen konnte: Es bekommt Aufmerksamkeit.

Diese Strategie ist aber manipulativ: Die Bezugspersonen wissen gar nicht, dass es um die Herstellung von Aufmerksamkeit geht. Sie denken zunächst, das Kind sei tatsächlich krank. Das heißt, sie werden also über die tatsächliche Situation und die tatsächlichen Intentionen des Kindes getäuscht. Diese Strategie zwingt die Bezugspersonen zur Interaktion: Wollen die Interaktionspartner der Norm entsprechen, dass man sich um kranke Kinder kümmert, dann müssen sie reagieren. Sie müssen also das tun, was sie von sich aus, freiwillig, nicht tun würden: dem Kind Aufmerksamkeit geben und sich um das Kind kümmern. Und, da sie es nicht freiwillig tun, wirkt diese Strategie auch nur dann und so lange, wie sie nicht als Strategie durchschaut wird. Andernfalls könnten die Interaktionspartner zu ihrer ursprünglichen Gleichgültigkeit zurückkehren.

Um einem Missverständnis gleich vorzubeugen: Mit »manipulativ« ist keine Wertung gemeint, sondern nur, dass die Strategie dadurch wirkt, dass der Interaktionspartner die tatsächlichen Absichten der Person nicht durchschaut – er also keine Wahl hat. Das ist faktisch manipulativ. Da wir alle jedoch mehr oder weniger starke Anteile von Interaktionsstörungen aufweisen, sind wir alle bisweilen manipulativ. Da wir somit alle im Glashaus sitzen, sollten wir nicht einmal daran denken, einen Stein auch nur aufzuheben: Manipulativ zu sein ist nicht verwerflich, es ist völlig normal. Schwache Ausprägungen von Manipulation sind auch nicht schädlich für Interaktionen. Nur sehr starkes manipulatives Verhalten verärgert auf die Dauer die Interaktionspartner. Daher kann man sagen, das Problematische für Beziehungen ist nicht die Manipulation an sich, sondern das Ausmaß an Manipulation. Manipuliert man von Zeit zu Zeit ein bisschen und lässt man sich von Zeit zu Zeit ein bisschen manipulieren, ist das für Beziehungen überhaupt nicht schädlich. Manipuliert man aber fast immer und ist die Beziehung nicht ausgeglichen, dann entstehen in Beziehungen Probleme (vgl. Sachse 2001a, 2004a, 2013; Sachse u.a. 2010).

Andere, weniger manipulative Strategien können aber auch funktionieren: Das sind Strategien, mit deren Hilfe das Kind gezielt Bedürfnisse der Interaktionspartner befriedigt. Hätten die Bezugspersonen gerne ein kluges, aufgewecktes und unterhaltsames Kind, dann kann das Kind dadurch Aufmerksamkeit erringen, dass es klug, unterhaltsam und aufgeweckt ist. Produziert es sich auf Feten mit Gags und erzählt spannende Geschichten, dann hören alle zu und nehmen es ernst. Aber: Da die Interaktionspartner immer veranlasst werden müssen, dem Kind Aufmerksamkeit zu geben, hören sie auch immer nur so lange zu, wie das Kind diese Strategien fährt. Hört das Kind damit auf, fällt es wieder aus der Aufmerksamkeit heraus.

Das Kind lernt also: »Nur wenn ich aktiv etwas tue, erhalte ich Aufmerksamkeit.« Oder: »Wenn ich mich authentisch verhalte, so wie ich bin, passiert nichts, oder ich bekomme negative Rückmeldungen.« Damit wird authentisches Verhalten aktiv, zum Beispiel durch Strafe, gehemmt oder gar gelöscht. Das Kind lernt, dass es nichts bringt oder sogar extrem ungünstig ist, so zu sein, wie es ist. Das authentische Verhalten wird (mehr oder weniger) eingestellt. Und es lernt, dass Strategien erfolgreich sind – und zwar nur Strategien. Die logische Konsequenz ist, dass man Strategien verbessern kann und verbessern muss, um zu erreichen, was man dringend braucht.

Durch diese Strategien erhält das Kind zwar Aufmerksamkeit, allerdings erhält es sie nicht als Person für sein authentisches Handeln, sondern immer nur für bestimmte Strategien. Das ist weit besser als nichts, aber es ist auch nicht das, was das Motivsystem eigentlich will, denn eigentlich braucht das Kind das Signal, »als Person wichtig zu sein«. Dieses Signal erhält es jetzt aber nicht mehr, denn von nun an bekommt es zwar durch seine Strategien Aufmerksamkeit und Anerkennung – und das verstärkt auch die Strategien –, es erhält aber nur noch Aufmerksamkeit aufgrund der Strategien und überhaupt nicht mehr als Person. Damit bleibt das eigentliche Motiv nach Wichtigkeit weiterhin unerfüllt, und das Kind bleibt frustriert. Motivationstheoretisch gilt aber: Nicht befriedigte Motive bleiben hoch in der Hierarchie. Das Motiv nach Wichtigkeit bleibt somit bedeutsam, ja es wird durch die extreme Frustration sogar extrem bedeutsam. Damit sinkt es in der Motivhierarchie nicht ab und macht nicht Platz für die Entwicklung neuer, der Entwicklung des Kindes angemessener Motive, sondern es bleibt kontinuierlich das dominante Motiv. Es geht weiterhin zentral um Wichtigkeit, was die (dysfunktionalen) Strategien noch fördert, obwohl die Strategien leider nicht mehr zu einer Befriedigung des Motivs führen: Die Person sitzt in einer Falle fest, in der ihr scheinbar nur noch die Lösung »mehr desselben« bleibt.

Somit entstehen die Interaktionsstörungen, die wir als Persönlichkeitsstörungen bezeichnen, als Lösungen ungünstiger Interaktionssituationen. Sie sind psychologisch völlig normal und keineswegs pathologisch – und schon gar nicht »hoch«-pathologisch. Das Ganze hat mit »normalem« psychischem Funktionieren zu tun und nichts mit »Krankheit«. Es sind einfach ungünstige Entwicklungen, die dazu führen, dass die Person sich selbst in eine Falle bringt und durch das System veranlasst wird, immer wieder von Variationen ihrer Strategien Gebrauch zu machen, die in der Kinder-Situation hilfreich waren, die aber im Erwachsenen-Kontext nicht mehr gut funktionieren und daher heute hohe Kosten einfordern.

Persönlichkeitsstörungen entstehen in der Biografie einer Person als »Lösungen« für schwierige Interaktionssituationen.

Tatsächlich verhalten sich Personen mit solchen Schemata und Strategien oft auffällig und ungünstig. Ihr Verhalten führt tatsächlich oft dazu, dass sie andere nerven und dass sie als »schwierig« gelten. Trotzdem sind sie deshalb noch lange nicht pathologisch. Es gibt also keinen Grund, Personen mit diesen Problemen abzuwerten oder auszugrenzen. Vielmehr gibt es viele Gründe zu versuchen, diese Personen zu verstehen (was im Grunde auch gar nicht so schwierig ist) und zu versuchen, Kontakt zu ihnen aufzunehmen, um sie »da abzuholen, wo sie sich befinden«, und ihnen zu ermöglichen, ihr Verhalten zu verändern.

Wie sich Klienten mit einer Beziehungsstörung verhalten

Wenn eine Person eine Beziehungsstörung in dem hier definierten Sinne aufweist, dann bedeutet das, dass sie ein negatives Schemata im Hinblick auf sich selbst und im Hinblick auf Beziehungen aufweist. Zum Beispiel, wie schon erwähnt, Schemata der Art: »Ich bin nicht wichtig.« Und: »In Beziehungen wird man nicht respektiert.«

Eine Person, die solche Schemata aufweist, reagiert nun auf alle Beziehungssignale »hyperallergisch«, die sich im Sinne dieser Schemata interpretieren lassen.

Typische Beispiele aus dem Alltag einer psychotherapeutischen Station:

BEISPIELE für die Aktivierung negativer Beziehungsschemata

Ein Klient, Herr Müller, klopft an die Tür des Stationszimmers, in dem eine Pflegekraft, Frau Schäfer, Medikamente sortiert: »Hallo Frau Schäfer. Ich habe heute zusammen mit Frau Schmitz Küchendienst. Aber die kommt nicht. Ich stehe ganz alleine in der Küche. Können Sie der mal Bescheid sagen?«

»Ich muss in einer halben Stunde die Tabletten hier fertig haben. Bis zum Küchendienst ist doch noch Zeit. Ich sag Frau Schmitz dann schon rechtzeitig Bescheid, wenn sie nicht kommt. Sie brauchen ja noch nicht anzufangen.«

»Ist gut, dann fange ich eben jetzt alleine an.«

»Aber Herr Müller, Sie müssen doch gar nicht alleine anfangen ...«

Doch Herr Müller ist schon zurück in die Küche geschlurft und macht sich an die Arbeit. Natürlich meint er, er müsse jetzt die ganze Arbeit allein machen, und grübelt dabei nach: »Statt dass die Schwester mir mal zur Seite steht, hat die natürlich Wichtigeres zu tun. Und Frau Schmitz sitzt immer noch gemütlich im Sessel. Das hat man davon, wenn man pünktlich und ordentlich seiner Arbeit nachgeht.« ×

Oder:

Herr Müller hätte der Pflegekraft und Frau Schmitz am liebsten gesagt, dass das alles eine Unverschämtheit ist. In ihm brodelt es: »Frau Schmitz bildet sich wohl ein, sie kann kommen, wann sie will, obwohl sie mich garantiert genau in der Küche gehört hat. Und die Schwester soll bloß nicht so wichtig tun mit ihren Tabletten. Die kann sich ja wohl erst mal um die Probleme der Klienten kümmern. Das bring ich in der nächsten Stationsversammlung auf den Tisch. Was die sich einbilden. Nicht mit mir!« ×

Oder:

Herr Müller wird sofort wütend und sagt der Pflegekraft die Meinung: »Entweder Sie sagen jetzt der Frau Schmitz Bescheid oder ich setz mich auch wieder in den Sessel – dann bleib ich da aber auch. Sie behandeln mich ja, als wollte ich was von Ihnen. Sie können ja wohl Ihre Tabletten auf Seite stellen und das Ganze klären! Ich beschwere mich über Sie! Und Küchendienst mach ich auch nicht. Ich bin doch nicht zum Arbeiten hier. Küchendienst kann ich auch zu Hause machen ...« ✕

Jeder Interaktionspartner wird diese Schemata durch sein Verhalten mit hoher Wahrscheinlichkeit aktivieren (oder wie wir sagen: triggern), ob er das will oder nicht (zur Vertiefung siehe SACHSE 2003, 2006a, 2007; SACHSE u.a. 2010).

Hat eine Person negative Selbstschemata, dann reagiert sie schnell und heftig auf alle Verhaltensweisen von Interaktionspartnern, die sich im Sinne des Schemas interpretieren lassen.

Interaktionspartner können durch völlig »harmloses« Verhalten Schemata bei Klienten aktivieren und damit heftige Reaktionen auslösen! Sie sollten dann wissen, dass diese Reaktion im Grunde nur zu einem kleinen Teil auf ihr Verhalten zurückgeht, sondern hauptsächlich auf die Schemata. Die Therapeuten sind nicht persönlich gemeint, denn jeder, der sich so verhält, aktiviert das Schema. Deshalb haben die Therapeuten auch keinen Grund, ärgerlich oder betroffen zu reagieren – im Gegenteil: Sie sollten sich bemühen, den Klienten zu verstehen.

Das Gleiche gilt für die Auslösung manipulativer Strategien: Hat eine Person einmal gelernt, dass sie bestimmte Ziele, z.B. das Erreichen von Aufmerksamkeit, nur durch Strategien erreichen kann, und hat sie solche Strategien gelernt, dann wird sie diese Strategien bei jedem Interaktionspartner anwenden. Und zwar umso eher und heftiger, je wichtiger ihr der Interaktionspartner ist. Vor allem, wenn sie den Eindruck hat, dass der Interaktionspartner besonders anfällig für die Strategien ist.

In solchen Fällen wird der Interaktionspartner mit diesen Strategien konfrontiert und gewissermaßen in diese Strategien »verwickelt« – völlig unabhängig davon, ob er es will oder nicht, ob er es intendiert hat oder nicht, ob er versteht, was passiert, oder nicht – er kann es nicht verhindern. Auch hier sollten Therapeuten erkennen, dass die Strategien nicht für sie erfunden worden sind, sondern dass der Klient Strategien, die er in seiner Biografie entwickelt hat, auf den Therapeuten anwendet; dass der Klient diese Strategien anwendet, weil er keine Alternativen hat und glaubt, sie müssten funktionieren; dass der Klient den Therapeuten nicht ärgern will, sondern lediglich das tut, was er immer tut. Nicht alle Interaktionspartner werden im gleichen Ausmaß verwickelt, wie gesagt:

Die Strategien springen umso stärker an, je wichtiger die Person ist und je größer die Erwartung, dass sie auf die Strategie reagieren und die eigenen Bedürfnisse befriedigen wird.
Dabei gilt: Jeder Interaktionspartner kann verwickelt werden, ohne dass er es verhindern kann.
Aus folgenden Gründen muss man annehmen, dass Therapeuten das dysfunktionale Muster der Personen mit Persönlichkeitsstörungen in besonders hohem Maße aktivieren und deshalb besonders stark verwickelt werden:
Einmal sind sie für die Person besonders bedeutsam, weil sie eine besondere Funktion haben. Zum Zweiten verhalten sie sich besonders akzeptierend und zugewandt, woraus die Personen schließen, dass sie sich auch in besonders hohem Ausmaß komplementär (bedürfnisbefriedigend) verhalten werden.
Das heißt:

Professionelle Helfer »triggern« die Schemata der Personen mit Persönlichkeitsstörungen besonders schnell und heftig und triggern auch dysfunktionale interaktionelle Strategien besonders stark. Sie werden also noch stärker als andere Personen »in Strategien verwickelt«. Daher ist für professionelle Helfer wichtig zu bedenken:
Wenn ein Klient sehr heftige Reaktionen zeigt, dann hat das vor allem mit den Schemata des Klienten zu tun.
Der Therapeut ist nicht primär gemeint und muss deshalb auch nicht beleidigt oder gekränkt sein. Er sollte vielmehr versuchen zu verstehen, warum sein Klient so reagiert, wie er reagiert. Und ihm vermitteln, dass er versucht, ihn zu verstehen.

→ Komplementärität zur Motivebene, S. 50)

Und der Therapeut sollte versuchen, sich komplementär ← zu verhalten.

Wann ist eine Störung eine Störung?

Die »klassische« Auffassung von Persönlichkeitsstörung ist, dass Personen entweder ungestört (unpathologisch) oder gestört (pathologisch) sind, und dass es eine klare Trennung zwischen beiden Zuständen gibt. Tatsächlich sind die Verhältnisse aber überhaupt nicht so.
Empirische Analysen zeigen, dass sich Merkmale von Persönlichkeitsstörungen kontinuierlich verteilen. Es gibt Personen mit leicht